Klaus Scheidsteger

Thank You For Calling
Mobiltelefonie kann Ihre Gesundheit gefährden

Klaus Scheidsteger

THANK YOU FOR CALLING

Mobiltelefonie kann
Ihre Gesundheit gefährden

ISBN 978-3-89189-222-0

1. Auflage, 2018

Gesamtherstellung: Kösel GmbH, Krugzell

INHALTSVERZEICHNIS

1) **Vorspiel** 16

Geheime Unterlagen aus den USA, die als Beweismittel vor Gericht eingesetzt werden, kommen per Fax in mein Büro und lösen eine erste Recherchereise in die USA aus, während der ich den Whistleblower Dr. George Carlo treffe.

2) **Spurensuche** 30

Dr. Carlo wird zum Verbündeten für meinen ersten Film. Arbeiten am »Handykrieg« und die Einblicke in eine umfangreiche Beweisführung gegen die Industrie vom Insider höchst selbst.

3) **Der deutsche Bezug** 40

Die REFLEX-Studie. Mit europäischen Forschungsgeldern und deutscher Leitung dem Krebs auf der Spur.

4) **Der erste Film** 46

Vom unterschiedlichen Umgang der Medien mit einem kritischen Thema. Während France 2 meinen 50-minütigen Film im Abendprogramm ausstrahlt, versteckt die ARD eine auf 30 Minuten gekürzte Fassung ohne Programmankündigung im Vormittagsprogramm des MDR.

5) **Erfahrungen mit Ärzten und Elektrosensiblen** 54

Seit vielen Jahren bemühen sich Ärzte aus aller Welt, für das Thema zu sensibilisieren. Langsam setzen sich warnende

Stimmen durch. Auf der anderen Seite geht der Siegeszug des kleinen Alleskönner unaufhaltsam weiter: In der westlichen Welt gibt es mehr Handyverträge als Einwohner.

6) Das »War-Game-Memo« und die Umsetzung 66

Wie eine strategische Regieanweisung der Lobbyisten aus dem Jahre 1993 immer noch greift. Der Umgang mit kritischer Wissenschaft und Wissenschaftlern. Das Muster: Wissenschaftler, die im Auftrag der Industrie geforscht haben und alarmierende Ergebnisse veröffentlichen, werden diffamiert, bedroht, entlassen ...

7) Der Wiener Skandal 78

Wie die Reflex-Studie plötzlich als Fälschung diskreditiert wird. Die Hintergründe einer Inszenierung der Industrie. Die Medien im Kontext dieser »Enthüllungen«.

8) Juristischer Wendepunkt/Der Strippenzieher 85

Die Industrie engagiert 40 Großkanzleien, um die Klagen endgültig abzuwenden. Doch das Gericht entscheidet: Die gesamte Mobilfunkindustrie gehört auf die Anklagebank. Letzte Instanz: Washington D. C. Superior Court.
Dr. George Carlo wird hinter den Kulissen zur Schlüsselfigur. Er koordiniert die Experten und bereitet die wissenschaftlichen Expertisen vor. Und er hebelt jeden taktischen Versuch der Industrie aus, die Wissenschaft und die Forscher ad absurdum zu führen.

9) Das Expertenteam – ein neuer Film entsteht 95

Die für die Klage relevanten Wissenschaftler und deren Erkenntnisse. Besuch bei den einzelnen Labors. Meine Stationen: Wien – Bratislava – Athen.

10) Die Anhörung der Wissenschaft in Washington D.C. 110

Alle Versuche der Industrie, die Klagen abzuwehren und die Experten auszuschließen, scheitern endgültig. Gibt es genug Wissenschaft, die eindeutig beweist, dass das Handytelefonieren Krebs auslösen kann? Diese Frage soll endgültig im Dezember 2013 in einem dreiwöchigen Hearing unter Eid geklärt werden. Ich bin als Prozessbeobachter zugelassen.

11) Lyon – Besuch bei der IARC 122

Mein Besuch bei der IARC, dem Krebsforschungs-Institut der WHO. Sie hatten erstmals das Krebsrisiko kategorisiert, in »2B«, als möglicherweise krebserregend …

12) Die Order von D.C. 139

Das überraschende Urteil wird gefällt. Am 8.8.2014 verkündet Richter Weisberg, dass eine verantwortungsvolle Gesellschaft die Warnhinweise der Wissenschaft nicht ignorieren darf und verordnet, dass die Wissenschaftler als Experten für die einzelnen Gehirntumorprozesse zugelassen werden. Jeder einzelne Klagefall soll vor eine Jury und einer der Klagepunkte lautet auf »Verschwörung« …

13) Die Wertlosigkeit eines Schutzwertes 141

In den ehemaligen Nokia-Labs in Oulu, Finnland, entsteht eine App, die den Schutzwert SAR erstmalig unter realen Bedingungen messen kann. Jederzeit im täglichen Gebrauch sind die Grenzwerte deutlich erhöht … ein neuer VW-Skandal …??

14) **Zwischenspiel** 145

Ein Kinofilm wird fertig. Von wunderbaren Team-Gefährten, Erfolgserlebnissen und der Neuauflage des Wiener Skandals. Mein neuer Film bewegt …

15) **Nachspiel** 155

Das Muster »Wer was findet, bekommt ein Problem« richtet sich nun auch gegen mich. Von Lobbyisten-Tricks und unsagbaren Peinlichkeiten.

16) **Stand der Forschung und Verbrauchertipps** 174

17) **In letzter Minute** 214

18) **Danksagung** 218

19) **Glossar** 220

20) **Personenregister** 224

EINLEITUNG

Weniger ist mehr.

So kann ich heutzutage meinen persönlichen Umgang mit dem Smartphone umschreiben.

Das war nicht immer so.

Zurückblickend muss ich gestehen, dass ich zu den Handy-Junkies der ersten Stunde gehörte. Eine ununterbrochene stundenlange Nutzung war in den Anfangszeiten der mobilen Kommunikation keine Seltenheit bei mir.

Im Nachhinein könnte ich die exzessive Nutzung des Handys mit einer beruflichen Notwendigkeit entschuldigen. Als rasender Reporter für TV-Sender ständig unterwegs, war ich etwa seit Ende der 80er-Jahre plötzlich auf wunderbare Weise immer und fast überall erreichbar. Und wie die meisten Menschen natürlich fasziniert von den zunehmenden Möglichkeiten der modernen Mobilfunk-Kommunikation.

Kritisch hinterfragt habe ich diese in den ersten Jahren meiner intensiven Nutzung freilich nie.

Und dann stieß ich Anfang der 2000er Jahre plötzlich auf Menschen, die mir erzählten, sie würden unter der Handystrahlung leiden. Ein überaus sympathisches Ehepaar, wohlhabend und scheinbar von einem sorgenfreien Leben geprägt, war schließlich der Auslöser zu meiner nie enden wollenden Recherchereise im Mobilfunkthema, von der ich hier berichten darf.

Die Zeiten ändern sich, und wer wie ich das Handy-Thema aufmerksam beobachtet, mag sogar von einem Paradigmenwechsel sprechen. Ein weltweit einheitlich durchgestylter Lobbyismus der Industrie – orchestriert im gekonnten Doppelpass mit Politik, Medien und internationalen Gesundheitsbehörden, wie etwa der WHO in Genf – fliegt Schritt für Schritt als Verharmloser auf. Einerseits verantwortlich für eine nie gekannte Marktdurchdringung mit mittlerweile über sieben Milliarden Handyverträgen in allen Ländern der Erde, andererseits konfrontiert mit einer zunehmend erdrückenden wissenschaftlichen Erkenntnis, dass die kleinen Alleskönner sich sehr wohl negativ auf unsere Gesundheit auswirken können.

Am 2. April 2017 strahlte das ZDF eine Reportage mit dem Titel »Krankmacher Handy« aus (16:30–17:00 Uhr, planet e.). Hier ging es einerseits um einen Physik-Professor aus Stuttgart, der ganz pragmatisch und kompetent seine Elektrosensibilität im täglichen Leben schilderte. Während seiner Vorlesungen müssen die Studenten ihre Handys ausschalten oder zumindest in den Flugmodus versetzen. Auch der WLAN-Router im Saal wird während seiner Vorlesungen ausgeschaltet. Der Professor selbst hat sein Büro in der Uni in den strahlungsarmen Keller verlegt. Privat ist er aus der Stadt raus in den Schwarzwald gezogen, hat sein Haus abgeschirmt und trägt für die Autofahrt zur Arbeit eine Strahlenschutzkleidung.

Als Physiker hat er ganz klar erkannt, dass für ihn weniger mehr ist. Denn weniger Exposition bedeutet für ihn bessere Lebensqualität, respektive Schmerzfreiheit. Dr. Mario Babilon hat sich selbst geholfen, und sein Umfeld hat seinem Wunsch nach weniger Strahlung so gut es geht Rechnung getragen.

Andererseits präsentiert der Filmbeitrag die Reizfigur der Mobilfunkszene schlechthin, den Bremer Biologen Dr. Alexander Lerchl, der die Elektrosensibilität als Glaubensfrage betrachtet. Wenn jemand nur intensiv glaube, die Strahlung bewirke etwas Schlechtes für seine Gesundheit, so würde dies auch zutreffen.

Weiter gibt der »Mobilfunk-Experte« zum Besten, dass er kein Problem mit der Tatsache habe, dass die Mobilfunkindustrie seine Forschung bezahlt oder zumindest mitfinanziert. Es gehe schließlich um das Verursacherprinzip, und insofern müsse die Industrie bei der Forschung nach möglichen Risiken hinzugezogen werden.

Wunderbar. Sie werden in einem späteren Kapitel lesen können, dass in der Tat unsere Handys gar keine klassische Markt-Zulassung erfahren haben. Statt die Forschung im Sinne eines nicht vorhandenen Gesundheitsrisikos wasserdicht zu präsentieren, gelang den Mobilfunk-Pionieren ein Husarenstück. Nicht nur wurde der Markt an den Zulassungsbehörden vorbei erobert, sondern die Industrie selbst kreierte ihre eigenen Grenzwerte. Diese suggerieren dem Verbraucher eine Sicherheit, die es so nicht gibt, wie wir später erfahren werden.

Im ZDF-Beitrag konfrontierte die Autorin Jenny Roller-Spoo Dr. Lerchl noch mit den eigenen aktuellen Forschungsergebnissen, wonach er bei Tierversuchen ein erhöhtes Krebsrisiko gefunden habe. Worauf Herr Lerchl angibt, von diesen seinen Ergebnissen selbst überrascht worden zu sein …

Was der Beitrag nicht zeigt, ist dies: Der Bremer Forscher gehört zu der Sorte von Wissenschaftlern, die man in der Soziologie als Mietmäuler bezeichnet. Zu jeder Zeit ist er bereit, für die angebliche Harmlosigkeit des Mobilfunks den Kronzeugen für die Industrie zu spielen. In teilweise hämischer Weise verwendet er dabei übelste Tricks der Meinungsmanipulation.

Auch das wird in diesem Buch detailliert aufgedeckt.

Am Tag nach der Ausstrahlung von »Krankmacher Handy« bin ich beim Wiener Krebsforscher Prof. Dr. Wilhelm Mosgöller von der MedUni Wien. Er hat Neuigkeiten aus Washington D.C.

An der dortigen obersten Zivilkammer, dem Superior Court, hatte der Wiener Mediziner drei Jahre zuvor eine Expertise geliefert, die bei den größten Schadensersatzprozessen aller Zeiten, wo zunächst dreizehn Hirntumor-Patienten, die den häufigen Handygebrauch für ihre Krankheit verantwortlich machen, gegen die gesamte Mobilfunkindustrie klagen. Die wenigsten Menschen wissen von diesen spektakulären Fällen. In diesem

Buch werden Sie umfassend darüber informiert, was da auf uns zukommt und welche Auswirkungen es für unsere Handynutzung haben wird. Die Erkenntnisse der Wissenschaft sind nämlich mittlerweile weltweit so erdrückend, dass die Industrie, wie es mir scheint, auch unter dem Eindruck dieses Prozesses reagiert.

Kurz vor dem Weihnachtsgeschäft 2016 ging eine Meldung der Firma Apple durch die Medien, wonach die Hersteller für ihr neues Modell, dem iPhone 7, einen Mindestabstand zum Körper von mindestens 0,5 cm fordern (z. B. AZ vom 26.11.2016). In seinem Artikel beschreibt der Kollege Andreas Schnurrenberger, die Jugendlichen von heute fänden es ohnehin cooler, das Handy nicht ans Ohr zu halten und eher Freisprechfunktion und Kopfhörer zu nutzen. Diese Technik des Vor-sich-hin-Haltens habe sogar gesundheitliche Vorteile. »Sie sorgt für den nötigen Sicherheitsabstand zwischen Mobilfunk und Körper. Schließlich gilt Handstrahlung als tendenziell gesundheitsschädlich.« Ah ja.

Der ZDF-Beitrag greift das Thema Sicherheitsabstand ebenfalls auf und verweist auf den in den Smartphones unter »Rechtliche Informationen und Hochfrequenz/HF-Belastung« eingestellten Warnhinweis.

»Um die Belastung durch HF-Energie zu reduzieren, sollten Freisprechanlagen wie der integrierte Lautsprecher verwendet werden. Trage Dein iPhone mindestens 5 mm vom Körper entfernt.«

Auf ZDF-Anfrage reagierte Apple nicht, hieß es dann noch im Beitrag.

In der Tat ist die Einforderung eines Mindestabstandes nicht neu, es gibt ihn meist versteckt auf ca. Seite 130 der Gebrauchsanweisung. Und: Je nach Modell fordert der Hersteller bis zu 2,5 cm Abstand (Blackberry) zum Körper.

Neu ist nur, dass Hersteller wie Apple daraus eine Pressemeldung machen, bisher galt das Prinzip des Versteckens im hinteren Teil der Gebrauchsanweisung, die wir ohnehin nicht lesen.

Interessant sind in diesem Zusammenhang auch die erstmaligen Verbraucherschutz-Hinweise eines der großen Mobilfunk-Anbieter, in diesem Fall »Orange« (u. a. Nr. 1 in Frankreich).

Sie raten seit Anfang des Jahres 2017 zu folgenden Maßnahmen:

- Benutzen Sie ein Headset oder die Freisprechanlage, dadurch reduzieren Sie die Exposition Ihres Kopfes mit Radiowellen …
- Telefonieren Sie nur bei gutem Empfang (schlechter Empfang ist z. B. im Aufzug, in der Parkgarage, Auto oder Zug gegeben) …
- Schreiben Sie SMS und halten Sie dabei das Handy weg vom Kopf und Körper …
- Bei schwangeren Frauen das Handy weg vom Bauch, bei Heranwachsenden nicht im Kontakt mit den unteren Bauchpartien …
- Fordern Sie bei Kindern und Jugendlichen einen moderaten Umgang mit dem Handy ein und unterrichten Sie sie über die Sicherheitshinweise …
- Benutzen Sie Ihr Handy nicht während der Autofahrt, es ist in vielen Ländern ohnehin verboten …
- Wenigstens 15 cm Sicherheitsabstand bei Trägern von Herzschrittmachern, Insulinpumpen o. ä. medizinischen Geräten …
- Respektieren Sie die Sicherheitsvorschriften in Flugzeugen, Krankenhäusern, Tankstellen, Garagen …
- Bitte nicht über einen längeren Zeitpunkt Musik bei voller Lautstärke hören, dies kann zu irreparablen Hörschäden führen …
- Kaufen Sie Ihr Handy nur in gängigen Vertriebskanälen und nur solche Modelle, die die international üblichen Sicherheits-Vorschriften in der Gebrauchsanweisung anführen …

Es gibt für uns Verbraucher ähnlich geartete Hinweise aus unterschiedlichen Quellen. Tendenz zunehmend. Sogar das als industriefreundlich geltende Bundesamt für Strahlenschutz schreibt auf seiner Webseite:

»Ganz besonders wichtig ist die Minimierung der Strahlenbelastung für Kinder. Sie befinden sich noch in der Entwicklung und könnten deshalb gesundheitlich empfindlicher reagieren.«

Und bietet bebilderte Poster an, die vor kurzem überarbeitet wurden (wahrscheinlich aufgrund von Intervention der Industrie).

Das Poster trug die Überschrift: Weniger Strahlung beim Telefonieren – das geht ganz einfach …

… und beugt möglichen gesundheitlichen Risiken vor (dieser Satz ist weggefallen).

Die Tipps im Einzelnen:

- Wo es ein Festnetztelefon gibt, benutze es auch.
- Ich verschicke Textnachrichten und erspare mir Telefonate mit dem Handy.
- Mit dem Handy telefoniere ich nur kurz.
- Bei schlechtem Empfang telefoniere ich möglichst nicht.
- Ich nutze ein Headset.
- Wenn ich kein Headset habe, nehme ich das Handy erst an mein Ohr, wenn es bei meinem Gesprächspartner bereits klingelt.
- Im Auto telefoniere ich auch als Beifahrer nur mit Freisprechanlage und Außenantenne.
- Ich verwende Handymodelle mit SAR-Werten von höchstens 0,6 Watt pro Kilogramm (W/kg).
- Infos zu den SAR-Werten gibt es im Internet unter www.bfs.de.

Sie sehen also, Verbraucherschutz bedeutet immer auch die Pflicht des Verbrauchers, sich zu informieren. Dieses Buch soll helfen, Ihnen einen kleinen Überblick zu geben; auch darüber, was hinter den Kulissen des Mobilfunks so alles läuft. Auf dass Sie, liebe Leserinnen und Leser, ein Stück weit besser bewerten können, wie im Mobilfunkthema teilweise hoch fahrlässig mit unserer Gesundheit umgegangen wird.

Noch ein deutlicher Hinweis in eigener Sache. Ich benutze immer noch ein Smartphone, aber sehr moderat. Ich schalte es am Abend aus und meist auch am Wochenende. Im oder am Bett hat das Handy nichts zu suchen. Direkt am Körper getragen auch nicht. Vielleicht finden Sie es auch für sich heraus: weniger ist mehr.

VORSPIEL

»You got a faxmachine?«, der Privatdetektiv aus Baltimore klang gereizt, als er die Frage nach meinem Faxgerät stellte. Und dann ging's los, »sit and watch« hatte er noch gemeint, und tatsächlich traute ich meinen Augen kaum, als die Maschine eine hochexplosive Seite nach der anderen ausspuckte.

»Motorola confidential« stand da oder »Vertrauliches Memorandum Burson Marsteller«, anwaltlicher Schriftverkehr zum 800-Millionen-Dollar-»Gehirntumorprozess Newman«. Der Wahnsinn. Die meisten Dokumente waren mit dem Stempel »Beweisstücke« versehen. So ratterten Berichte über gefälschte oder manipulierte Studien der Mobilfunkindustrie, Regieanweisungen von Lobbyisten und interner anwaltlicher Schriftverkehr zum Thema Prozessstrategien gegen die Mobilfunkriesen bei mir ein.

Um die Explosivität dieser Schriftstücke insgesamt zu begreifen, brauchte es freilich einige Jahre der Recherche. Nicht zuletzt, weil sich bei freien Journalisten immer auch die Frage stellen sollte: Werde ich hier instrumentalisiert? Denn so ein »Fang« ist, nüchtern betrachtet, zu schön, um wahr zu sein.

Am Tag nach dieser aufregenden und unerwarteten Ausschüttung hatte ich einen Termin beim Fernsehsender France 2 in Paris. Seit Monaten versuchte ich, den damals sehr mutigen Dokumentarfilmchef des Staatssenders, Yves Yeanneau, auf ein Mobilfunkthema einzustimmen. Mit den rund vierzig Dokumenten aus dem Faxgerät im Handgepäck war mir klar, dass ein alter Hase wie Jeanneau nicht mehr nein sagen würde. Und in der Tat, die Beweisstücke verfehlten ihre Wirkung nicht. Jeanneau gewährte mir noch am gleichen Tag ein Budget für eine Rechercheresie in die Vereinigten Staaten. Sein Zauberwort war »Class Action«, das amerikanische Verbrauchersammelklagen-Verfahren, welches damals, im Jahr 2005, für die französische Gerichtsbarkeit adaptiert werden sollte und dadurch öffentlich zur Diskussion stand.

So hatte Monsieur Jeanneau seinen Aufhänger, denn, wie er so treffend formulierte: »Frontal gegen die Mobilfunkindustrie zu schießen, kriege ich hier im Hause niemals durch!« Und ich hatte einen Produktionspartner, der meine Arbeit honorierte und meine Reise nach Baltimore ermöglichte.

Auf dieser Reise an die Ostküste der USA sollte ich zum ersten Mal einen Mann treffen, der mein Journalisten-Leben von da an entscheidend prägte: Dr. George Carlo. Aber der Reihe nach.

Baltimore im Februar 2005. Es herrscht eine klirrende Kälte: minus zwanzig Grad. Das erste Hotel am Platze ist das Harbor Court Hotel, direkt gegenüber des größten amerikanischen Hafens der Ostküste. Hierher hatte mich der Detektiv »Bob« bestellt.

Nahezu ein symbolischer Ort. In Baltimore waren einige der bedeutendsten amerikanischen Verbrauchersammelklagen gelaufen, hatte der hier ansässige Anwalt Peter Angelos den US-Tabakkonzern Phillip Morris (u. a. Marlboro, weltweit Nr. 1) in die Knie gezwungen und für den Bundesstaat Maryland 4,2 Milliarden US Dollar erstritten. Am hiesigen Bundesgericht erkämpfte der einflussreiche Jurist ebenfalls für rund 20 000 Hafenarbeiter Schadensersatzzahlungen in Milliardenhöhe. Diesmal gegen die Asbest-Industrie, was freilich für die armen Kerle, die durch die Löschung der hochgiftigen Ladung todkrank geworden waren, oftmals zu spät kam.

So wunderte es mich nicht, dass Peter Angelos auch bei den Klagen gegen die Mobilfunkindustrie seine Hände im Spiel hatte, wie Bob mir schnell zu verstehen gab. Erstens gibt es zwischen Tabak, Asbest und Mobilfunk durchaus Parallelen, nämlich dergestalt, dass die jeweilige Industrie vehement Gesundheitsrisiken abgestritten hat und zweitens sich für ehrgeizige Juristen hier jede Menge Geld verdienen lässt. Bobs direkter Auftraggeber war allerdings eine Frau gewesen, Joanne Suder, ebenfalls aus Baltimore, und als Anwältin eigentlich auf Sexualdelikte gegen Kinder spezialisiert. Bob, der zu diesem ersten Treffen in der Hotelbar sein kleines Schoßhündchen mitbrachte, berichtete mir schon sehr bald recht freizügig, dass er eine Affäre mit Frau Suder gehabt habe und dieselbe genau an eben jenem Tag von ihr beendet worden war, an dem ich mich bei ihm gemeldet hatte. Er sei derart verärgert über den doppelten Rausschmiss (Bett und Kanzlei) gewesen, dass er, nachdem ich ihn darüber in Kenntnis gesetzt hatte, dass eben jene Frau Suder mir seine Nummer gegeben hatte, mich quasi aus Wut über die Dame mit dem brisanten Material, das eigentlich ihr gehörte, versorgt habe.

Ich hatte Bob eine gute Flasche Bordeaux aus good old Europe mitgebracht als kleines Zeichen meiner Dankbarkeit ob der reichen Ernte aus der Faxmachine. Der Ende 50-Jährige, konservativ gekleidete, stattliche Mann zeigte sich begeistert über diese Geste. Dann lösten zwei Gläser kalifornischen Chardonnays hier im riesigen Bar-Raum des Harbor Court nach und nach seine Zunge. Nachdem meine drängendsten Fragen nach dem Warum und der Herkunft meiner Unterlagen geklärt waren, legte Bob so richtig los. Sein Leben sprudelte aus ihm heraus. Nach drei Stunden kannte ich die wichtigsten Stationen seiner beruflichen Laufbahn, einige seiner bunten Frauengeschichten und den wesentlichen Schachzug der an der Klage gegen die Mobilfunkindustrie beteiligten Anwälte, nämlich einen gewissen Dr. George Carlo als wissenschaftlichen Berater zu engagieren.

Ich hatte Dr. Carlos Buch »Cellphones-Invisible Hazards in the Wireless Age«, was so viel heißt wie »Handys – unsichtbare Gefahren der drahtlosen Zeit«, gelesen, das er zusammen mit dem Washington Post-Journalisten Martin Schramm im Jahr 2001 verfasst hatte.

Darin beschrieb Carlo seine Zeit zwischen 1993 und 1999, als er im Auftrag der Mobilfunkindustrie, genauer gesagt des in Washington D. C. ansässigen Industrieverbandes CTIA (Cellular Telephon Industry Association), geforscht hatte. Jenem Verband, in dem alle auf der Welt existierenden Mobilfunkanbieter und Handyhersteller organisiert sind!

Das Budget von zunächst 25 Millionen Dollar (später auf 28,5 Mio. aufgebessert) sollte Dr. George Carlo dazu nutzen, den wissenschaftlichen Beweis anzutreten, dass sich das kontinuierlich und weltweit verbreitende Handy keinerlei Gesundheitsgefahren mit sich bringt.

Die Verpflichtung Dr. Carlos war die Reaktion der Industrie auf zunehmend kritische Stimmen in der amerikanischen Öffentlichkeit. Zuletzt hatte in der damals sehr beliebten »Larry King Show« ein Mann namens David Reynard aus Florida behauptet, seine Frau sei an einem Gehirntumor verstorben, und dieser sei eindeutig auf die häufige Nutzung ihres Motorola Handys zurückzuführen. Er habe nun eine Schadensersatz-Klage gegen den Handy-Pionier Motorola eingereicht!

Auf diese spektakuläre Behauptung reagierte die Wall Street empfindlich, innerhalb einer Woche verlor die Motorola-Aktie gut 10 Prozent ihres Wertes …

Diese angespannte Börsensituation, die Diskussion in der Öffentlichkeit, ob es nun beim Handytelefonieren zu Krebs führen könnte, zwang die Mobilfunk-Industrie zum Handeln.

So wurde am 5. Mai 1993 Dr. George Carlo der Presse als der Mann vorgestellt, der im Auftrag der Industrie die größte je durchgeführte Mobilfunkstudie leiten sollte. Indem er auf George Carlos industriefreundliche Grundhaltung vertraute, hatte der Verband, wie sich später herausstellen sollte, aufs falsche Pferd gesetzt. Carlo, Jahrgang 1953, Sohn italienischer Einwanderer, promovierter Mediziner und Jurist, mutierte zum Whistleblower, zum Insider, der seinen ehemaligen Auftraggeber quasi als Betrüger entlarvte.

Mir sagte Dr. George Carlo zwölf Jahre später, 2005, in unserem ersten Interview vor laufender Kamera: »Die Industrie manipuliert die Wissenschaft und stellt die Ergebnisse für die Verbraucher so dar, als gäbe es keine Probleme. Das ist scientific fraud = wissenschaftlicher Betrug!« Interessanterweise wurde diese massive Aussage bis heute von Seiten der Industrie nicht juristisch verfolgt.

»Wollen Sie mit Dr. Carlo zusammentreffen?«, fragte mich Bob in Baltimore. Und ob ich wollte.

Und Bob, der Researcher, wie ihn seine Ex-Geliebte genannt hatte, versprach mir an jenem kalten Februartag in Baltimore, mich mit George Carlo zusammenzubringen. Der Mann mit dem Schoßhündchen brachte dieses Kunststück zwei Tage später tatsächlich fertig.

Großes Kino: Bob holte mich mit einer schwarzen Lincoln-Limousine mit Fahrer ab und wir fuhren die 60 Meilen von Baltimore nach Washington gemeinsam auf der Rückbank plaudernd. Bob hatte das Treffen im Heiligtum der amerikanischen Journalisten, im »Washington D.C. Presseclub«, arrangiert, und Dr. Carlo hatte darauf bestanden, einen Kollegen von mir dabei zu haben, Jeff Silva. Ein, wie sich herausstellte, hochqualifizierter Fachjournalist, der für ein Industrieblatt schrieb und über eine enorme Kenntnis der Geschichte des Mobilfunks verfügte.

Mir war damals klar, dass ich maximal eine Minute hätte, um Carlo zu überzeugen, bei meinem Film mitzumachen. Ganz nach dem Hollywood-Motto: »Eine gute Geschichte musst du in fünf Sätzen erzählen können, sonst ist es keine gute Geschichte!«

Jeff Silva hatte einen kleinen Konferenzsaal arrangiert, und so warteten Bob, Jeff und ich eine gute halbe Stunde auf den Star der Veranstaltung. George erschien mir auf den ersten Blick eher schüchtern und müde. Zwar von einer legeren äußeren Erscheinung, schwarzes T-Shirt zum grauen Anzug, beeindruckend muskulöser Oberkörper, betont ruhiger Gang, aber ich hatte sofort den Eindruck, dass dieser Mann viel durchgemacht haben musste in den letzten Jahren. Eine tiefe Traurigkeit war in seinen Augen zu lesen. Über den großen Konferenztisch hinweg gaben wir uns die Hand, und ich legte sofort los: »Ich bin sozusagen der Michel Moore aus Europa. Habe Ihr Buch gelesen und finde, da steht alles drin. Da wo ich herkomme, scheint man Ihre Geschichte nicht zu kennen. Ich würde sie gerne erzählen.« George schenkte mir ein mildes, höfliches Lächeln. Erst viel später wurde mir bewusst, wenn George an diesem Wintertag im Februar 2005 gewusst hätte, welche Beweismittel mir Bob zugespielt hatte, wäre das Treffen gar nicht erst zustandegekommen. Aus gutem Grund war Dr. George Carlo zu diesem Zeitpunkt noch extrem vorsichtig.

Er lebte sehr zurückgezogen, denn ihm war übel mitgespielt worden. In seinem Buch schildert Carlo, wie der damalige Vorsitzende des Industrie-Verbandes, ein gewisser Tom Wheeler, einen Satz prägte, der in fataler Weise zur Anwendung kommen sollte: »If you can't win the game, change the rules!« Wenn du das Spiel nicht gewinnen kannst, ändere die Regeln.

George war nach allen Regeln der Kunst der Diffamierung, des Psychoterrors und des Mobbings ausgebootet worden. Kein Wunder. Der ehemalige Industrie-Guy Carlo war abtrünnig geworden und hatte es gewagt, sich gegen seinen mächtigen Auftraggeber zu stellen. Dr. George Carlo koordinierte ja in der Tat die bis dahin umfangreichste und aufwendigste Studie über die Gesundheitsrisiken der Mobilfunktechnologie. Allerdings mit der Vorgabe, den Verbrauchern die Ängste zu nehmen. Sehr zum Leidwesen seiner Auftraggeber hatte er Risiken von äußerster Tragweite für die Gesundheit der Menschen aufgedeckt. Unter seinen breit gestreuten Forscherteams waren die ersten Wissenschaftler zu finden, die die Auswirkung der Mobilfunkstrahlung auf die menschlichen Zellen untersuchte. Was sie entdeckten, war für den Fachmann eindeutig und beunruhigend zugleich: Beschädigung der DNA, Doppelstrangbrüche, Zellteilung, die im schlimmsten Fall bis zum Krebs führen könnte.

Diese und andere besorgniserregende News wollte Carlo nicht der Öffentlichkeit vorenthalten. Nach sechs Jahren der Forschung auf höchstem Niveau – er hatte insgesamt 28,5 Mio. Dollar, das höchste je bezahlte Forschungsbudget bekommen – war er ganz klar und eindeutig der Überzeugung, dass die Verbraucher über diese Gefahren informiert werden mussten. Bei einem großen internationalen Mobilfunkkongress in Long Beach, Kalifornien, im Mai 1999 stellte sich Dr. George Carlo auf die Seite der Verbraucher: »Die Menschen lieben das Handy, sie wollen es nutzen, aber sie wissen nicht um die möglichen Gefahren. Wir als Industrie müssen sie schützen, müssen weiter forschen, um die Risiken möglichst auszuschalten.«

Dadurch war er in den Augen des Verbandes zum Verräter, zum Feind der Mobilfunkindustrie geworden, und den Krieg, der fortan gegen ihn geführt wurde, konnte er nur schwerlich gewinnen.

Zunächst brannte sein Haus an der Chesapeake Bay, Washington D.C.! Es war Brandstiftung, wie die Polizei später ermittelte, die Täter konnten nie gefasst werden.

Dann begann eine subtile Diffamierungskampagne, inklusive Übergriffe in sein Privatleben. Carlos Geschichte erinnerte mich an den Film »Der Insider«, der ja auch auf einer wahren Begebenheit basiert.

Ähnlich wie bei dem von Russell Crowe dargestellten Wissenschaftler, der sich gegen seinen Arbeitgeber aus der Tabakindustrie richtet, wird auch George Carlos bis dahin beschauliches Leben auf den Kopf gestellt und seine Familie zerrüttet. Auch bei Dr. Carlo wurde ein kritischer TV-Beitrag in der damals noch bedeutenden Sendung »60 Minutes« von den Anwälten der Industrie gestoppt, obwohl er es am 18.7.1999 zumindest in die Abendnachrichten von ABC gebracht hatte.

Der zu der Zeit beliebteste amerikanische TV-Nachrichten-Moderator Peter Jennings machte seine 20 Uhr-Hauptnachrichten-Sendung mit folgender Frage auf: »Kann Mobilfunk Krebs erzeugen? Die Industrie sagt nein, aber wir wollen Ihnen einen Mann vorstellen, der anderer Meinung ist: Dr. George Carlo!«

Das wirbelte natürlich gehörig Staub auf. Und die Industrie setzte alle Hebel in Bewegung: Carlos Gelder wurden gestoppt, seine Funde wurden angezweifelt, seine Kompetenz in Frage gestellt. Das volle Programm.

In seiner Verzweiflung wandte sich der Wissenschaftler an die Vorstände der großen Konzerne. Sein offener Brief, der heute noch im Internet zu finden ist, war ein fast naiv anmutender Appell an die Vernunft. Unter anderem bittet er die großen Bosse der Telefongesellschaften um Ehrlichkeit den Verbrauchern gegenüber und zieht einen direkten Vergleich mit der Tabakindustrie, die durch wissentliches Verbreiten von Entwarnungen das Vertrauen der Verbraucher auf lange Sicht verspielt hätten.

Noch heute finden sich aber auch Spuren der Diffamierungskampagne gegen Carlo im Internet. Die Industrie hat ganze Arbeit geleistet. Als besonders tragisch habe ich es empfunden, dass sogar sogenannte Mobilfunkgegner hier und da auf Stammtisch-Niveau Carlo-Anekdoten in ihre Vorträge einbauen. Auch diese Dinge bleiben dann im Internet manifestiert und verfehlen ihre Wirkung nicht. Wie z. B. ein Vortrag eines deutschen Arztes, der ungeprüft diffuse Behauptungen verbreitet, die Industrie habe Dr. Carlo in die Psychiatrie einweisen lassen. Nun, ich konnte mich davon überzeugen, das hatte die böse Industrie nicht geschafft, aber dennoch. Die Verunglimpfungen federn noch heute nach. Und die Bewertungskompetenz wird zu einem großen Problem: Ich selbst hatte Monate gebraucht, um diesen umstrittenen Mann schließlich eindeutig bewerten zu können. Letztlich ging das nur über den ganz persönlichen Kontakt, durch die Erfahrung, die wir miteinander machen sollten. Heute kann ich meine Hand für ihn ins Feuer legen. Die Basis für dieses Vertrauen wurde an jenem Tag im Washingtoner Presseclub gelegt.

»Dann schreiben Sie einmal auf, wie Sie den Film gestalten wollen und schicken mir das Exposé«, sagte der Wissenschaftler, und ich dachte, klar, diese Arbeit muss ich mir wohl machen. Aber er hatte mir keine Absage erteilt, und somit konnte meine Arbeit an meinem ersten Mobilfunkfilm beginnen.

Auf der Rückfahrt fragte ich Bob, ob er sich vorstellen könne, bei meinem Film persönlich mitzumachen. Der Detektiv sprach für seine Verhältnisse erstaunlich kryptisch um den heißen Brei, verzögerte seine Antwort mit dem Hinweis, er müsse die dann auf ihn zukommenden Gefahren überprüfen.

Bob ließ später erkennen, dass er Geld brauche, um sich, wie er meinte, gegen die dann zu erwartenden Angriffe der Industrie zu schützen. Ich sagte, ich würde sein Ansinnen prüfen, bräuchte aber noch weitere Elemente aus seinem Archiv, um überhaupt meine Film-Geschichte rund zu machen.

Die lieferte mir Bob am nächsten Tag – kostenlos – in seinem Büro in Baltimore. Als Erstes zeigte er mir ein Video, genauer gesagt eine VHS-Kassette. Er selbst hatte einen historischen Moment mit der Videokamera festgehalten. Nämlich das erste Treffen mit Dr. George Carlo als strategischen Berater vor den versammelten Anwaltskollegen Joanne Suder, Jeff Morganroth und Peter Angelos. Carlo referierte seine Strategieansätze für die Verbraucherklagen gegen die Mobilfunkindustrie, und Bob nahm es auf.

Es ist in gewisser Weise der Moment, in dem Dr. George Carlo endgültig die Seiten wechselte.

Die versammelte Anwaltsgemeinschaft hatte erste Erfahrungen gesammelt durch einen spektakulären 800-Millionen-Dollar-Schadensersatzfall des aus Baltimore stammenden Neurologen Dr. Christopher Newman.

Die Initiatorin dieser Klage, eben jene Anwältin Joanne Suder, hatte den Tabak- und Asbest-Sieger-Anwalt Peter Angelos umgarnt, damit er mit seiner Finanzkraft das Anwalt-Team gegen die Mobilfunkgiganten verstärken würde. Der durch Sammelklagen zum Milliardär gewordene Meister-Anwalt, Mister 25%, der sich inzwischen ein eigenes Baseball-Team zugelegt hatte (Baltimore Orioles) und im 28. Stockwerk seines Hochhauses einen phantastischen Blick auf das Spielfeld im Kreise einflussreicher Freunde genoss. Ein amerikanischer Traum.

Angelos, der Experte für große Industrie-Sammelklagen, besaß keinerlei Berührungsängste, was große Summen anbelangt. In seiner Kanzlei hatten die Wirtschaftsexperten in einer Art Due Diligence den direkten Schadensersatz für den Neurologen Christopher Newman auf 100 Millionen Dollar errechnet. Ganz buchhalterisch nach dem Motto: Was hätte der Mann noch alles erreichen können in seinem Leben und was ist das wert. Die weiteren 700 Millionen galten als Strafe für die Industrie, denn schließlich war so ein Gehirntumor keine Lappalie.

Auf dem Video war nun zu sehen, wie Dr. Carlo die Verschleierungs-Strategie der Industrie erörterte, die wesentlichen Erkenntnisse seiner Arbeit ausführte und der Versammlung nur einen kleinen Einblick in seinen Dokumenten-Schatz vermittelte: Die sechs Jahre Forschungsarbeit für die Industrie und die dazugehörigen Gespräche, Termine, Präsentationen etc., waren sauber protokolliert. Alles war in Wort, Bild und Schrift festgehalten und in Kopie natürlich auch in den Händen von Dr. Carlo, dem Chef-Koordinator der Industrie-Forschung.

Mein privater Detektiv zeigte mir anschließend die Sitzungsprotokolle einer Anhörung vor Richterin Blake am Gericht von Baltimore zum »Newman Case«. Ich darf mich einige Stunden mit den Verhörtaktiken der Anwälte der Mobilfunkindustrie beschäftigen.

Freundlicherweise mit Kaffee, Mineralwasser und Sandwiches ausgestattet, mache ich es mir bequem in Bobs Office. Schnell wird mir die Verhandlungs-Taktik der Industrieanwälte klar. Sie diffamieren die eingeladenen Wissenschaftler und stellen deren generelle Kompetenz im Mobilfunkthema in Frage. Dabei herrscht ein rauer Ton. Und die Industrie-Anwälte haben ihre Hausaufgaben gemacht. So wird zum Beispiel Prof. Neil Sherry, der es gewagt hatte, die Mobilfunkrichtlinien der WHO anzuzweifeln und der von den Newman-Anwälten extra aus Neuseeland eingeflogen worden war, nach allen Regeln der Kunst auseinandergenommen. Er sei von seiner Kernkompetenz ein Wetterforscher und wie er denn in der Lage sei, die komplizierte Mobilfunkmaterie überhaupt zu bewerten? Immer wenn der kleine Mann von der Insel ansetzte, sich zu rechtfertigen, kam die nächste Frage des gegnerischen Anwalts, nach dem Motto, waren es nicht Sie selbst im Jahre 1982, der die Wetterstationen mit relevanten Daten beliefert hatte? … usw., usw. Niemand hatte den armen Mann auf die Boshaftigkeit amerikanischer Strafverteidiger vorbereitet.

Nach der Lektüre sagte Bob einen entscheidenden Satz: »In dieser Angelegenheit haben alle Dreck am Stecken, egal auf welcher Seite sie sich bewegen.« Ein Satz, dessen Bedeutung ich noch heute zu spüren bekomme … George Carlo pflegt mir immer zu sagen: »Es gibt sie nicht mehr, die Cowboys mit den weißen Hüten.« (Der Klingelton seines Handys spielt übrigens »das Lied vom Tod« …)

Der Newman-Case wurde so etwas wie ein »Trainingsfall« für alle Beteiligten. Richterin Catherine Blake hatte ihn 2002 schließlich nach der Anhörung der Wissenschaftler abgeschmettert. Sie war der Meinung gewesen, dass die wissenschaftlichen Beweise, die den eindeutigen kausalen Zusammenhang zwischen Handynutzung und Gehirntumor aufzeigen, nicht ausreichend seien.

Nun hätten die Anwälte durchaus in Berufung gehen können. Stattdessen trennten sich hier ihre Wege. Joanne Suder begann nach Verbündeten zu suchen, die sie schließlich in einer Vater-und-Sohn-Kombination fand: Jeffrey Morganroth und Mayer Morgenroth, von Morganroth und Morganroth, einer renommierten Kanzlei unweit von Detroit. Diese Anwälte begannen nun, diverse Gehirntumorfälle zusammenzutragen und gleichermaßen ein Business-Modell zu entwickeln. In den USA ist es üblich, dass die Anwälte gerade bei Verbrauchersammelklagen in Vorkasse treten und in die Fälle investieren. Das würden sie freilich nur tun, wenn diese Fälle auch Aussicht auf Erfolg haben. Gleichermaßen bemühte sich Joanne Suder um vermögende Klienten, die ihrerseits einen finanziellen Beitrag zu den Schadensersatz-Klagen beisteuern könnten. Einem Schreiben von Joanne Suder an Morganroth & Morganroth, das Bob mir geschickt hatte und – wie er mir nun zu verstehen gab – das er selbst in ihrem Namen auf dem Briefbogen der Kanzlei aufgesetzt hatte, konnte ich entnehmen, dass Frau Suder sehr zuversichtlich war, was diese Dinge anbelangt (Zitat: »Einige Verwandte von bereits verstorbenen Gehirntumor-Opfern sind sehr wütend und wollen sich beteiligen und uns ungefähr zwanzig weitere Fälle bringen«).

An dieser Stelle Dr. George Carlo zu kontaktieren, von dem die Öffentlichkeit erfahren hatte, dass die Mobilfunkindustrie die Gesundheitsrisiken ignoriert, war natürlich ein aussichtsreicher Schachzug der Juristen.

Zu einem Schachzug der etwas anderen Art entschied sich seine graue Eminenz Peter Angelos. Der Mann, der durch seine erfolgreiche Arbeit als »Class Action«-Anwalt selbst zum Milliardär geworden war (deshalb Mister 25 %, denn das war in aller Regel sein Anteil am Kuchen, was, ich darf erinnern, im Falle der Tabakklage allein 1,05 Milliarden Dollar ausmachte), sah eine ganz andere lukrative Geldquelle für die Zukunft sprudeln: die der Problemlösung auf technischer Ebene. So viel hatte er ja jetzt verstanden, es scheint ein Problem mit der Handystrahlung zu geben, auch wenn die direkte Kausalität zwischen dem Ereignis Gehirntumor und der Handynutzung formaljuristisch schwer nachzuweisen ist. Wie wäre es also, wenn es eine technische Lösung gäbe, die von vornherein eine gesundheitliche Gefährdung des Handynutzers ausschließt?

Die Industrie kannte, spätestens nach Carlos Forschungsergebnissen, die vorhandenen Probleme, konnte sie aber unmöglich eingestehen. Die Flut der Schadensersatzforderungen hätte in den sicheren Bankrott geführt. Heute lässt sich nachvollziehen, warum die Industrie bei den neueren Modellen wie Smartphones, Blackberry und Co. einen Sicherheitsabstand vom Körper (zwischen 1,5 und 2,5 cm) und die Nutzung von Kopfhörern in die Sicherheitsvorschriften der Bedienungsanleitungen aufgenommen hat. Obwohl nur am Rande und im hinteren Teil der Gebrauchsanweisung versteckt, kann sich die Industrie im Falle eines Falles darauf berufen. Aber fragen Sie einmal, wer dies gelesen hat? Ich kenne keinen ...

Jedenfalls ging der schlaue Fuchs Peter Angelos an die Recherche-Arbeit und bestellte sich das Ehepaar Peter und Ulla Bak in seine Kanzlei. Das in St. Barbara, Kalifornien, lebende dänische Ehepaar hatte in eine Technologie investiert, die ursprünglich durch einen Forschungsauftrag des US-Militärs an die Katholische Universität in Washington D.C. entwickelt worden war. Die sogenannte »Noise Field Technology« war in zehnjähriger Forschungsarbeit unter Leitung von Professor Ted Litowitz auf ein Chip-Format reduziert worden, der nun bequem auf die Batterie eines jeden Handys installiert werden konnte und der in der Lage war, die biologischen Reaktionen der menschlichen Zellen während der Handynutzung auszuschalten. Wie mir das Ehepaar Bak später eröffnete, ließ Maître Angelos die beiden zunächst in dem Glauben, er würde für die Markteinführung des Chips als Investor einsteigen, entschied sich dann aber zu einer anderen Annäherung. Er versorgte den guten Wissenschaftler Litowitz hinter dem Rücken der Baks mit einem fünfhunderttausend Dollar-Scheck und bat ihn, doch einen eigenen, auf die Noise-Field-Technologie basierenden Chip für ihn, Peter Angelos, zu entwickeln ...

Professor Litowitz hatte den Scheck auch angenommen, wie er später unter Tränen der Familie Bak gestand. Der alte Mann litt unter Magenkrebs und verstarb schließlich im Jahre 2007.

Das Beispiel zeigt allerdings auch wieder eine interessante Farbe auf der Palette der Mobilfunk-Problematik. Eine Farbe, auf die mich wiederum Dr. Carlo gebracht hatte, nachdem ich ihn für eine Mitarbeit an meinem ersten Film gewinnen konnte. Die Farbe des Geldes …

Vor der Rückreise unternahm ich einen abschließenden Anstands-Besuch bei der Anwältin Joanne Suder in ihrer Kanzlei in Baltimore, der ich dabei natürlich nichts von meinen Begegnungen mit ihrem Exgeliebten erzählte. Die sehr elegante Dame um die fünfzig kam gleich zur Sache und behauptete, sie habe in Bob achtzigtausend Dollar investiert und die mache sie mir nun zum Geschenk! Mit anderen Worten, ich könne ihn und seine Informationen für meine filmischen Zwecke »kostenfrei« benutzen, obwohl sie so viel Geld dafür bezahlt hätte. Na wunderbar, ihrer Tonlage entnahm ich eine gewisse Häme, die darauf schließen ließ, dass sie wahrscheinlich bereits wusste, dass mich ihr Ex-Lover auch ohne ihre Anweisungen längst versorgt hatte. Später wurde mir auch klar, dass alle Beweise für Daten-Manipulationen, strategischen Lobbyismus und gekaufter Wissenschaft im Grunde nichts nutzten, zumindest nicht im »Newman-Case«. Denn hier war es schlicht und ergreifend darum gegangen, den kausalen Zusammenhang zwischen Tumor und Handynutzung zu beweisen. Und das war zum damaligen Zeitpunkt gescheitert. Zu dieser Zeit waren die wissenschaftlichen Erkenntnisse wohl noch zu schwach, um den eindeutigen kausalen Zusammenhang zwischen Krebs und Handy herzuleiten.

Die Anhörung der Wissenschaftler war nach einem Standard aus dem amerikanischen Strafrecht durchgeführt worden, dem sogenannten »Daubert-Hearing«. Dieser sieht vor, dass die Beweislage eindeutig sein muss. Nach Meinung der Experten gehören die Mobilfunkklagen allerdings ins Zivilrecht, wo eine Anhörung der Wissenschaftler einen anderen Standard erfährt. Beim Frye-Hearing reicht die höhere Wahrscheinlichkeit, also z. B. wenn es wahrscheinlicher ist als nicht, dass durch das

Handytelefonieren Krebs entstehen kann. Ein Wahrscheinlichkeitsnachweis hätte bereits damals erbracht werden können, aber eben nicht die absolute Sicherheit im Sinne des Strafrechts!

Im Bewusstsein, in jedem Fall eine gute Story im Gepäck zu haben, setzte ich mich in den Schnellzug nach New York. Wie es der Zufall wollte, hatte sich während der ca. dreistündigen Fahrt eine sehr attraktive, dynamische junge Dame hinter mich gesetzt und nicht eine Minute aufgehört, mit ihrem Handy zu telefonieren. In einer gnadenlosen Lautstärke brüllte sie teilweise delikate Interna hinein. Ganz so, als schien sie mich gar nicht wahrgenommen zu haben.

Als der Zug in der New York Central Station zum Halt kam, konnte ich es mir nicht verkneifen, sie anzusprechen. »Entschuldigen Sie, aber ich war nun unfreiwilliger Zeuge Ihres ununterbrochenen Handytelefonats«. Ich zeigte ihr das Buch von George, hielt ihr den Titel über die unsichtbaren Gefahren unter die Nase und fragte süffisant, ob sie denn dieses Werk nicht kenne? »Um Gottes Willen«, sagte die Dame, »Sie haben ja Recht, aber ich will das besser gar nicht wissen!«

Das Bezeichnende an dieser kleinen Geschichte ist für mich, dass ich früher durchaus an der Stelle der Dame hätte sitzen können. Im Nachhinein bezeichne ich mich selbst reumütig als Handy-Junkie. Bis zu meinen Recherchen über mögliche Gesundheitsgefahren durch die Handystrahlung war ich ein im Sinne der Industrie vorbildlicher »Platinkunde«, Rechnungsbeträge im vierstelligen Bereich waren, sicherlich primär durch den Beruf bedingt, keine Seltenheit. Ich gehörte, wie die meisten unter uns, zu den Ignoranten. Von Hause aus kein ängstlicher Mensch hatte ich es auch nicht für nötig empfunden, mich in irgendeiner Form vor Handystrahlung zu schützen. In den Medien wurde ohnehin immer Entwarnung gegeben, auch wenn ab und zu einmal Meldungen über die Handyforschung in eine kritische Richtung zielten. Die über Lobbyisten gesteuerte Meinungsmache fruchtete auch bei mir.

Ich erfreute mich ausschließlich an den wunderbaren Errungenschaften und ständigen Fortschritten der Technik, die es doch ermöglicht hatte, dass sich zum Beispiel ein Freund aus dem Olympiastadion von Sydney gemeldet hatte und mir den Endlauf über 800 m schilderte, während ich auf dem Boule-Platz in St. Paul de Vence, Südfrankreich, den Pastis in der einen, das Handy in der anderen Hand, die saubere Übertragungsqualität des kleinen Apparates bewundern konnte.

Erst nachdem ich über gemeinsame Freunde auf das Ehepaar Peter und Elisabeth Holland getroffen war, änderte sich mein Blick auf das Handy.

Cap D'Ail, Côte D'Azur. In dem gleich an das kleine Fürstentum Monaco anschließenden südfranzösischen Ort stehen einige atemberaubend schöne Villen. Entlang der Küste hatten sich bereits zu Anfang des 20. Jahrhunderts große Namen aus aller Welt angesiedelt. Wer an dem kleinen Fußpfad am Mittelmeer entlangschlendert, sieht über sich, am Felsmassiv der hier auslaufenden Seealpen, exklusive Anwesen, meist geschützt hinter bezaubernden Gartenanlagen gelegen. Hier und da erinnert eine von der stolzen Mittelmeer-Gemeinde angebrachte Erinnerungstafel an den einen oder anderen prominenten Erstbesitzer (Greta Garbo z. B.).

Das Ehepaar Holland hatte sich im Jahr 2001 eine dieser Traumvillen in Cap D'Ail gekauft. Schließlich stammten beide aus vermögenden Familien, Peter aus Australien, Elisabeth aus Schweden. Sie lebten – beide bereits jenseits der vierzig – eine scheinbar schwerelose Lovestory, hatten alles, was das Herz begehrt, ihre Liebe, ihre Familie, finanziellen Wohlstand und Gesundheit. Doch dann passierte etwas, was sie beide nicht verstehen konnten. Es fing an mit Schlafstörungen, ging weiter mit Kopfschmerzen, Tinnitus und mündete schließlich in einen Hörsturz bei Elisabeth. Beide suchten die besten Ärzte auf, immer hörten sie: »There is nothing wrong with you!« Es gibt kein Problem.

Auf der Suche nach möglichen Erklärungen ihrer Gesundheitsstörungen half schließlich Peters Schwiegervater. Der Schwede wusste von einem Phänomen zu berichten, das von den dortigen Behörden zunehmend wahr- und ernst genommen wurde: Elektrosensibilität.

Peter und Elisabeth verfolgten diese Spur und wurden fündig. Sie stellten in Selbstversuchen fest, dass Sie offensichtlich negativ auf die direkte Exposition von Elektromagnetischen Strahlungen reagierten. Daraufhin verbannten sie alle elektronischen Geräte, DECT-Telefone, WLAN-Anschlüsse zunächst aus ihrem Schlafzimmer, später aus ihrem Haus. Und siehe da, sie konnten wieder besser schlafen.

Als sie mir anlässlich einer zweitägigen Wochenend-Geburtstagsparty gemeinsamer Freunde ausführlich über ihr Schicksal berichteten, nahm ich sie nicht sofort ernst. Ich erinnere eher ironische Kommentare meinerseits: »Ihr seid mit Ende vierzig auch nicht mehr die Jüngsten, macht mal ein wenig Sport, achtet auf eine ausgewogene Ernährung, nicht so viel Rosé-Wein, dem absoluten Lieblingsgetränk der Südfranzosen, diese Dinge ...«

Erst als Peter mir einige Tage später bei meinem Besuch in seinem Haus das Buch eines gewissen Dr. George Carlo schenkte, wurde ich meiner eigenen Haltung gegenüber nachdenklich.

Zumal Carlo das Buch zusammen mit einem Journalisten der Washington Post geschrieben hatte, Kollegen also, die zumindest damals noch über alle Zweifel erhaben, nach wie vor als die unbeeinflussbaren Helden des investigativen Journalismus gelten. Außerdem war ich ehrlich gesagt beeindruckt von der Villa, den Hausangestellten, dem Pool und der phantastisch gepflegten Gartenanlage meiner neuen Bekannten. Das alles ließ nicht darauf schließen, es hier mit »Spinnern« zu tun zu haben, die sich nur wichtigmachen wollen.

Freilich konnten sie ihren Wohlstand einsetzen, um sich in

Kenntnis ihrer Elektrosensibilität zumindest zuhause ihre eigenen Rahmenbedingungen zu schaffen.

Peter und Elisabeth Holland zogen in eine andere Villa und richteten diese nach ihren neuen Erkenntnissen und ihrer Elektrosensibilität gerecht werdend ein. Ihr Vermögen ermöglichte ihnen ein Leben ohne die klassischen Sorgen des Alltags, des Berufs. Die elektrosensiblen Menschen, auf die ich im Laufe der Jahre treffen sollte, hatten meist materielle Sorgen, weil sie schwerlich einem normalen Beruf nachgehen konnten. Die meisten dieser Menschen geraten, so meine Beobachtungen, in einen seelisch-geistigen Teufelskreis. Es ist die ständige Beschäftigung mit dem eigenen Gesundheitsproblem. Ein Problem, das nicht anerkannt wird, respektive milde belächelt und ironisiert. Und ein persönliches Problem, das sich durch den scheinbar unaufhaltsamen Siegeszug der Mobilfunkindustrie und der angeschlossenen digitalen Welt häufig in Wut äußert. Ich habe mir die Menschen hinter den Organisationen und Bürgerinitiativen, wie »Der Mast muss weg!« oder »Die Bürgerwelle«, angeschaut. Sie haben oft nur noch ein Thema und sehen den Mobilfunk als das alles verursachende Übel. Ich musste schließlich selbst aufpassen, nicht von dieser Wut angesteckt zu werden, meinen angeborenen Humor nicht zu verlieren und die Distanz zu bewahren, um vielleicht hier und da ein wenig zu helfen mit dem, was ich da so betreibe (erst viele Jahre später habe ich verstanden, wie sehr diese Menschen oft leiden!).

Ich schrieb mein erstes Exposé für einen etwa einstündigen Film, bei dem ich auf Bob, den Detektiv mit dem Schoßhündchen, als Zugpferd setzte. Vor meinem geistigen Auge erschien der Privatdetektiv mit seinem Hündchen in der ersten Szene des Films, wozu ich mir einen halbwegs schmunzelhaften Kommentar ausdachte, etwa so: »Das ist der Mann, der angetreten ist, die weltweit größte Wachstumsbranche zu einer Kurskorrektur zu zwingen. Der Rechercheur Bob G. aus Baltimore ist im Besitz heißen Materials, das klar aufzeigt, wie die Mobilfunkindustrie wissenschaftliche Daten fälscht.«

In diesem Stil schrieb ich weiter, wohl wissend, dass es mit dem Geld für Bob nicht klappen würde. Zweihundertfünfzigtausend Dollar hielt er als Honorar für angemessen, um sich, wie er es ausdrückte, gegen die zu erwartenden juristischen Attacken der Industrie verteidigen zu können. Doch notfalls würde ich ihn durch einen Statisten ersetzen können. Ich hatte seine Geschichte und seine Beweisstücke, das musste reichen.

Mein etwa zwanzig Seiten umfassendes Storyboard schickte ich als Erstes an Dr. Carlo. Seine Reaktion kam postwendend: »Sie können einen Mann wie Bob G. hier nicht als Hauptfigur agieren lassen. Er kennt sich in der Materie insgesamt nicht aus, ist kein Jurist und könnte ein falsches Licht auf den Fall werfen. Das geht so nicht!« Auf meine Frage, wie er sich das dann vorstellt für meinen Film, sagte George: »Kommen Sie zu mir nach Florida, und ich erarbeite einen möglichen Weg mit Ihnen!« Wenige Tage später saß ich im Flieger.

Jacksonville im Norden Floridas. Hier herrschten fünfzig Grad mehr Temperatur als bei meinem letzten Trip in die USA nach Baltimore. George kam persönlich mit seinem schwarzen SUV vorgefahren und brachte mich in ein Hotel an einem Golfplatz namens Sawgrass, gleich am Atlantischen Ozean gelegen.

Ich machte mich frisch, und George wartete derweil auf mich im Clubhaus. Nach einem gemeinsamen Imbiss dort, bei dem er mir bereits wesentlich lockerer vorkam als bei unserer Erstbegegnung, schlug er vor, dass wir uns am anderen Morgen in seinem Büro in der Stadt treffen.

Bei dieser dann doch sehr privaten Begegnung zeigte er mir zunächst einen Film und meinte: »Das ist ein sehr gut gemachter Film, und wenn wir so etwas in der Art machen, bin ich dabei!«

Ich würde das Budget dieses Films »What the bleep do we know?« auf wenigstens 10 Millionen Dollar schätzen. Es handelt sich um einen Kultfilm zum Thema Quantenphysik, und die Macher hatten eine Mischform aus Spielfilm und Dokumentation gewählt. Die Inhalte des Films wurden sehr konträr diskutiert, aber die Machart ist zweifellos beeindruckend. Und darum ging es auch George Carlo. Nur: Den Zahn musste ich ihm gleich ziehen. Ein Fernsehsender hat vielleicht zweihunderttausend oder maximal zweihundertfünfzigtausend Dollar für einen 50-minütigen Reportage-Film übrig, und das ist schon optimistisch.

Think big war hier leider ausgeschlossen. Zumal bei der vorliegenden Mobilfunk-Thematik bzw. -Problematik.

Ich erörterte ihm, wie schwer es eigentlich sei, ein höchst umstrittenes Thema wie den Mobilfunk überhaupt in die Medien zu bekommen, und dass ich es nur glücklichen Umständen zu verdanken hätte, dass ich überhaupt einen Film zum Thema für einen großen Sender realisieren konnte. Natürlich wusste er, wovon ich spreche, und dann sagte er einen entscheidenden Satz: «Ich habe mit meiner Familie diskutiert und die sagen alle, ich sei verrückt, wenn ich wieder an die Öffentlichkeit gehe nach allem, was damals passiert ist. Aber ich werde mich über den guten Rat meiner Lieben hinwegsetzen, denn wir stecken in einem Prozess der letzten Chance, etwas zu ändern. Ich helfe Ihnen!«

Vielleicht bereute er schon wenig später seine Großzügigkeit, jedenfalls hielt ich es für fair, Dr. George Carlo an dieser Stelle reinen Wein einzuschenken, was die Unterlagen von Bob G. anbelangt. Ich fing mit den aus meiner Sicht eher »harmlosen«, weil nicht unbedingt prozessrelevanten Schriftstücken an.

Doch meine persönliche Einschätzung war zu der Zeit noch extrem naiv, wie sich bei einem Schlüssel-Dokument zeigen sollte.

Es war das Schreiben der PR-Agentur Burson Marsteller an seinen Klienten Motorola vom 12. August 1994 und bezog sich auf den Besuch des Motorola Chef-Wissenschaftlers Quentin Balzano in den Labors von Dr. Henry Lai und Dr. Narendra Singh an der Washington University, Seattle. Lai und Singh hatten DNA-Strangbrüche in Gehirnzellen von Ratten bei nur geringer Mobilfunkstrahlung gefunden und standen mit ihrer

Studie kurz vor der Veröffentlichung. Mister Balzano, so ist dem Schreiben zu entnehmen, sei sehr besorgt über die Ergebnisse, könnten sie doch die Aufmerksamkeit und Sorge der Zulassungsbehörden (FDA), der Presse und somit der Öffentlichkeit erregen. Er räumt ein, dass aufgrund dieser Studie der Bezug zur Krebsgefahr hergestellt werden könnte, zumal die Forschungsmethode sehr solide und die Funde zweifelsfrei biologisch signifikant seien.

Was dann folgt, sind die strategischen Ratschläge der Lobby-Experten, die eines klar aufzeigen: Hier wird in keinster Weise das eigene Produkt infrage gestellt, respektive eine mögliche Gesundheitsgefahr für den Verbraucher eingeräumt, sondern es wird im Sinne der Industrie taktisch mit dem Thema umgegangen. Und das geht so (Auszug aus den Ratschlägen der Berater von Motorola):

- Grundsätzliches Infragestellen der Ergebnisse durch Hinweis auf »Nichtreproduzierbarkeit« (hierzu könnte laut den Beratern sehr gut auf das Beispiel »cold fusion« verwiesen werden, bei dem Wissenschaftler weltweit für Aufsehen gesorgt hatten, weil sie ohne Hitze eine Atomreaktion quasi im Reagenzglas geschaffen hatten, dies aber zur eigenen Diskreditierung führte, da dieses nicht reproduzierbar war).
- So schnell wie möglich mehrere eigene industrie-finanzierte Studien in Auftrag geben und diese als anspruchsvoller als die Lai/Singh-Studie darstellen.
- Vorbereitung für weltweit einheitliche Presseerklärungen.
- Schulung für einige ausgesuchte Wissenschaftler, die dann in der Lage sind, die möglichen kritischen Fragen der Presse abzufedern.
- Generelles Infragestellen der Übertragbarkeit der Tierversuchs-Ergebnisse auf menschliche Zellen.

Dr. Carlo wurde in dem Schreiben wenig schmeichelhaft bedacht. Der Autor des Briefes, Michael Kahs, regt darin an, nicht

George Carlo, sondern an dessen Stelle besser Dr. Bill Guy zur Presse sprechen zu lassen, da dieser über mehr Erfahrung auf dem Gebiet der elektromagnetischen Felder verfüge und somit kompetenter Auskunft geben könne.

»The War-Game-Memo«, sagte nun George Carlo zu mir, »so wird dieses Burson Marsteller Memorandum genannt. Wenn Sie alle Fälle von kritischer Wissenschaft, die nach dieser Studie von Henry Lai kommen, anschauen, so wird bis heute nach diesen Regieanweisungen der Lobbyisten vorgegangen. Ergebnisse infrage stellen, Methoden infrage stellen, Reproduzierbarkeit einfordern, dafür aber eigene Studien in Auftrag geben, um die Reproduzierbarkeit anzuzweifeln bzw. gleich die Studie als nicht reproduzierbar einzustufen und über die Presse Entwarnung für die Verbraucher zu verbreiten. Das ist ihr Kriegsspiel.«

Mit meinem Wissen von heute kann ich die Anwendung des Kriegsspiels nur bestätigen. Auch Forscher aus Deutschland und Österreich und anderen Ländern Europas durften die im Burson Marsteller Memorandum vorgeschlagenen Methoden der Industrie kennenlernen. Nur wenige Wochen später sollte ich mit Professor Franz Adelkofer in München bereits einen der davon betroffenen Wissenschaftler kennenlernen.

Hier in Jacksonville wollte ich weiter mit offenen Karten spielen. Als ich George dann ein Schreiben der Kanzlei von Joanne Suder zeigte, das mit der Einleitung »Confidential Attorney-Client Communication«, also Vertrauliche Kommunikation zwischen Anwalt und Klient, versehen war, hielt er sich instinktiv die Augen zu und sagte: »Ich darf nicht wissen, dass Sie sowas haben. Ich bin Teil des Prozesses und da ist es mir in der amerikanischen Rechtsprechung nicht erlaubt, diese Dinge zu sehen …« Er flippte fast aus, und ich packte meine heißen Papiere wieder ein.

An den kommenden Tagen entwickelten wir gemeinsam ein erstes Drehkonzept und analog zum Papier der Lobbyisten einen Arbeitstitel: »Handykrieg«.

Einige Tage später trat ich die Rückreise nach Europa an und hatte nunmehr eine feste Vorstellung über meinen Film und vor allen Dingen die Machbarkeiten.

George bot sich an, sozusagen als Türöffner und roter Faden für meinen ersten Mobilfunkfilm zu agieren. Ich schrieb das Exposé auf George Carlo um und ließ den guten Bob diesmal außen vor.

TV-Partnerschaften

France 2 Dokumentarfilmchef Yves Janneau war begeistert. Die auf Dr. Carlo abgestimmte Geschichte gefiel ihm sehr. Und er fragte, ob ich nicht noch einen deutschen TV-Sender mit an Bord bekommen könnte, um die nicht unerheblichen Kosten auf eine weitere Schulter zu verteilen. Er hatte auch gleich einen Namen parat, Dr. Claudia Schreiner vom MDR.

Jeanneau kannte sie persönlich, und auch ich war der Dame mehrfach begegnet. Sie kannte einige Reportagen von mir und hatte in der Vergangenheit einige Produktionen mit Unterhaltungscharakter von mir eingekauft.

Frau Schreiner war inzwischen Leiterin des Programm-Bereichs Kultur und Wissenschaft beim Mitteldeutschen Rundfunk und eine absolut erfahrene Fernsehfrau. Wir wollten sie sozusagen von zwei Seiten zum Mitmachen anregen, Jeanneau als Producer, ich als Macher des Films. Der Stereo-Effekt wirkte schließlich, Frau Schreiner ging als Koproduzentin für den MDR/ARD mit an Bord für einen Film mit dem Arbeitstitel: »Der Handykrieg«. Der Umgang mit dem Film ist ein wenig ruhmreiches Kapitel in der Deutschen Fernsehlandschaft. Doch dazu später mehr.

DER DEUTSCHE BEZUG

Die Wichtigkeit des ersten Eindrucks gilt wechselseitig. Wenn das Gegenüber zumacht, haben wir keine Chance, an den Menschen heranzukommen. Darüber entscheidet oft nur der Bruchteil einer Sekunde. Als ich in dem eleganten Umfeld des klassizistischen Gebäudes der Verum-Stiftung eintrat, war mir klar, dass hier Geld keine Rolle spielte. Die Vorzimmerdame des Professors, eine dezente schöne Dame im schlichten Kleidungsstil der Jil Sander, selbstbewusst im Auftritt und Sprachduktus, eine Frau mit Macht, die jeden unerwünschten Besucher mit Sicherheit nicht ins großzügige Reich des Professors vordringen lässt.

Mir widerfuhr die Ehre, mit einem Lächeln vorgelassen zu werden, und auch der Professor gab mir schnell den Eindruck, dass er meinem Anliegen gegenüber aufgeschlossen sei.

Professor Dr. med. Franz Adlkofer war einst Lehrender an der medizinischen Fakultät der Freien Universität Berlin. Sein track-record als Forscher weist deutliche Tabakspuren auf, sprich sein bester Auftraggeber für die Forschung war die Tabakindustrie gewesen. Sie war es schließlich auch, die den eleganten Bau in der Münchener Pettenkoferstrasse der Verum-Stiftung zur Verfügung gestellt hatte, der Professor Adlkofer vorsaß.

Während unseres ersten Treffens im Frühjahr 2005 kamen wir schnell zur Sache. Der großgewachsene, joviale und charmante Mann der alten Schule schien sich über meine frechen Fragen zu amüsieren und gab mir erstaunlich bereitwillig Auskunft. Er habe überhaupt keine Ahnung von elektromagnetischen Feldern gehabt, und alle seine Freunde hätten ihm in Bezug auf die Handystrahlung versichert, da gäbe es nix, die kleinen Dinger seien sicher. Genau das habe ihn schließlich gereizt: »Ist doch prima, wenn wir zeigen können, dass es da nix gibt, da haben wir doch der zunehmenden Zahl der Konsumenten einen guten Dienst erwiesen, wenn wir die Unbedenklichkeit der Handys in unserer Studie auch nachweisen können.«

Letztlich seien die von der Europäischen Union zur Verfügung gestellten zwei Millionen Euro eine feine Summe, die eine breit gestreute Forschung ermögliche. Ja, und dann hatten sie was gefunden, ausgerechnet bei menschlichen Zellen im Krebsforschungsinstitut der Uni Wien. Und zwar weit unterhalb der zulässigen Strahlung von 2 Watt pro Kilogramm Körpergewicht, dem sogenannten SAR-Wert, quasi einer Geschäftsgrundlage der Mobilfunkindustrie und Orientierung für den sicheren Gebrauch der Handys.

Dieser Wert soll uns eigentlich schützen, und die Handyhersteller verkünden immer wieder stolz, dass die neuen Modelle immer besser werden, was diesen Wert anbelangt.

Was ich erst Jahre später so richtig verstehen konnte, ahnte ich damals im Zusammenhang mit meiner ersten Begegnung mit Professor Adlkofer noch nicht: Dieser Wert schützt uns per se nicht vor so genannten athermischen Wirkungen. Es handelt sich um einen thermischen Wert, es geht dabei um Wärmeentwicklung. Und den haben die Hersteller weitestgehend im Griff. Nicht im Griff haben sie den sogenannten athermischen Bereich, und der wurde schlichtweg ausgelassen bei den Sicherheitsbestimmungen zum Schutz der Nutzer. In diesem Zusammenhang darf ich übrigens auf ein sogenanntes WHO Fact Sheet verweisen: »Keine Normungsbehörde hat Grenzwerte mit dem Ziel erlassen, vor langfristigen gesundheitlichen Auswirkungen, wie einem möglichen Krebsrisiko, zu schützen.« (WHO zum Thema Elektrosmog-Verordnung, Oktober 1999)

Und genau in diesem athermischen Bereich hatten die von Professor Adlkofer koordinierten Forscher-Kollegen in Wien etwas gefunden, was sie zu mahnender Kommentierung veranlasste: Sogenannte DNA-Doppelstrangbrüche, gentoxische Wirkungen, Vorstufen zu Krebs!

Als die Studien bei der EU in Brüssel vorgestellt werden sollen, erörtert mir der Studienleiter Professor Adlkofer, habe man ihn zu eben jenen kritischen Aspekten der Forschung nicht zu Wort kommen lassen. Lediglich der Teil der Forschung, in dem nichts gefunden wurde, durfte vorgestellt werden …

Der erfahrene Professor vertröstete sich selbst mit der Tatsache, dass spätestens bei der eigentlichen Veröffentlichung der Studienergebnisse in einem medizinischen Fachblatt die Diskussion zum Thema Nutzersicherheit losgehen würde, und reiste einigermaßen ernüchtert ab.

Als ich ihn traf, hatte sich längst sein Ruf als »Mobilfunkgegner« etabliert. Und nun war er den Attacken der Mobilfunklobby und ihren Helfershelfern ausgesetzt. Einige kühne Behauptungen gingen sogar in eine nahezu absurde Richtung. Der Mann habe mit seiner Forschung nur von den Problemen der Tabakindustrie ablenken wollen, sei quasi ein strategischer Handlanger seiner alten Auftraggeber. Wunderbar.

Hier war es wieder, das »War Game Memo«, und es sollte noch viel entscheidender zur Geltung kommen, die Diskreditierung des Franz Adlkofer nie mehr ganz aufhören.

Für meinen Film sagte er mir damals in München zu, und wenige Tage später trafen wir uns zu Dreharbeiten im Arbeitsmedizinischen Institut der Uni Wien bei Professor Dr. Hugo Rüdiger. Dieser gewährte uns Einblick in das Forscherlabor, und für die Kamera wurden Zellproben präpariert und in die sogenannten Expositionskammern gegeben. Diese Exposition mit der Handystrahlung erfolgte während des gesamten Studienverlaufs der von Franz Adlkofer geleiteten REFLEX-Studie doppelblind, d. h. keiner der beteiligten Forscher und Assistenten weiß, in welcher Kammer bestrahlt wird und in welcher nicht. Die Zellproben sind mit einem Code versehen, welcher erst den auswertenden Kollegen an der Uni Zürich, die auch die Expositionsanlage gebaut hatten, die Möglichkeit der neutralen Auswertung gibt.

Auch der ursprünglich aus Hamburg stammende Arbeitsmediziner Hugo Rüdiger machte auf mich einen angenehmen und kompetenten Eindruck. Im Interview sagte er mir später ganz pragmatisch, Krebs habe hohe Latenzzeiten. Man müsste die Ergebnisse jetzt ernst nehmen und nicht nur in dreißig/vierzig Jahren anfangen, die Toten zu zählen.

Das war in der Tat für mich erstaunlich. Warum wurden diese Ergebnisse so vehement bekämpft, statt sie zum Anlass zu nehmen, über Schutzvorrichtungen für den Verbraucher nachzudenken? Ich erinnerte in diesem Zusammenhang einige Dokumente aus der Faxmaschine. Darunter waren auch US-Patentanmeldungen der renommierten Handyhersteller Nokia und Motorola aus den Jahren 2000 bzw. 2001. Sie hatten Handy-Schutzvorrichtungen angemeldet, und wie hieß es da so schön in der Patent-Begründung: »... Es wurde angedeutet, dass Radiowellen Zellenwuchs im Nervensystem stimulieren und somit – im schlechtesten Fall – zu einem malignen Tumor bzw. zu einem Hirntumor führen können.« Dann kam noch der Hinweis, dass »obwohl der eindeutige wissenschaftliche Nachweis nicht erbracht werden konnte, eine Unsicherheit der Verbraucher sich aber negativ auf einen ständig wachsenden Markt auswirken könnte.«

Nun wurde mir aber auch ein anderer Zusammenhang klar: Die konkurrierenden Hersteller wollten selbst eine Patentlösung aus dem Köcher ziehen, wenn die Luft rein war, sprich die Klagewelle abgewehrt. Bis dahin musste die kritische Wissenschaft im Keim erstickt werden. Es gab kein Problem, basta.

Ich erzählte den Herren von meinen weiteren Plänen und der Mitwirkung von Dr. George Carlo hinter den Kulissen sowohl der US-Mobilfunk-Klagen als auch bei meinem Film. Adlkofer bot an, Carlo in Washington D.C. zu treffen, da er selbst zu einem Kongress im Sommer in der US Hauptstadt weilen würde.

Diese »historische Begegnung« hielt ich später mit meinem Kamerateam fest.

Dabei verspürte ich eine wechselseitige Skepsis bei den beiden charismatischen Männern. Nicht nur, weil natürlich über beide sehr viel Mist ausgeschüttet worden war aus allen Ecken der Erde, zum anderen weil sie »gemeinsame gute Bekannte« hatten, die jeweils über den anderen hergezogen waren. So war Adlkofer, wie er mir später anvertraute, fest davon überzeugt, dass Carlo vor seiner Zeit als Mobilfunkforscher sehr wohl im Auftrag der Zigarettenindustrie Gefälligkeitsstudien veröffentlicht hatte. Und Carlo war von einer generellen negativen Grundhaltung beseelt, was die Kompetenz des Mediziners Dr. Adlkofer im elektromagnetischen Feld anbelangte. So standen sich also die beiden Männer bei laufender Kamera im riesigen Foyer des Hyatt Kongress-Hotels in Washington D.C. gegenüber und versicherten sich gegenseitig, dass es schade sei, sich nicht schon früher getroffen zu haben, und wie wichtig es jetzt sei, die Wahrheit herauszufinden.

Sie diskutierten schließlich über die Wichtigkeit weiterer unabhängiger Studien und was es für eine Katastrophe sei, mit offenen Augen einem Feldversuch am Menschen zuzuschauen …

Im Prinzip unterhielten sich hier zwei Männer, die Opfer der Täuschungspolitik der Industrie geworden waren. Was wir alle zu diesem Zeitpunkt nicht ahnen konnten war, dass der ganz dicke Hund erst noch kommen sollte für den Deutschen und seinen Kollegen in Wien. Die Ergebnisse der Reflex-Studie, die in gewisser Weise eine Bestätigung einiger Funde aus dem Carlo-Team darstellten, waren ganz einfach für die Öffentlichkeit zu heiß. Und der Wachstumsmarkt hatte rasant Fahrt aufgenommen: Als die ABC in ihren Hauptnachrichten Ende Oktober 1999 die Carlo-Forschung thematisierte, sprachen sie von 400 Mio. Handynutzern auf der Welt! Heute hat allein Europa mehr, weltweit kletterte die Zahl der Handyverträge erstmalig 2015 auf über sieben Milliarden. In der westlichen Welt gibt es mehr Handyverträge als Einwohner!

Mir wurde eines klar: Die informationstragenden Radiowellen oder Information Carrying Radio Waves (ICRW), wie es in der Fachsprache der Forscher so schön heißt, sollten noch eine ganze Weile die Wissenschaft beschäftigen. Und solange nicht nur unser biologisches Zellverhalten auffällig war, sondern auch das an die Tabakindustrie erinnernde Vertuschen von prekären Informationen, beschloss ich damals, meine Handynutzung drastisch zu reduzieren und das Gerät möglichst nicht direkt an meinen Kopf zu halten. Mittlerweile lebe ich völlig gegen den Trend, schalte mein Handy mehr als die Hälfte des Tages aus und genieße es. Aus dem einstigen Handy-Junkie ist ein Gelegenheitsnutzer geworden. Während die Sucht um sich greift, die ganze Welt zum Hotspot geworden ist und vor allen Dingen unsere Kinder eine Rund-um-die-Uhr-Nutzung ausleben, habe ich persönlich durch mein Wissen um die möglichen Langzeit-Effekte abgeschaltet. Nicht immer, aber immer öfter …

DER ERSTE FILM

Hartnäckigkeit scheint eine besondere Eigenschaft von mir zu sein. Ich bin selbst überrascht, dass ich es trotz der widrigen Umstände geschafft habe, überhaupt einen kritischen Film zum Mobilfunkthema realisieren zu dürfen. Aber meine konkreten Erlebnisse mit den beiden Co-Produzenten können unterschiedlicher nicht sein und werfen ein klares Bild auf unsere Medienlandschaften.

Der Franzose Yves Jeanneau war seinerzeit Dokumentarfilmchef bei France 2 in Paris und hatte nur noch wenige Jahre als Programm-Macher vor sich. Seine große Liebe galt immer schon dem investigativen Journalismus, und er war der Gründer eines zunehmend erfolgreichen Dokumentarfilm-Festivals namens »Sunny Side Of The Doc«, welches zunächst in Marseille und später in La Rochelle ausgetragen wurde. Mittlerweile hat er als Organisator alle Hände voll zu tun, denn es findet unter dem Namen »Asian Side« auch noch in China statt. Er hatte wie erwähnt das Schlupfloch »Class-Action« für uns beim Sender gefunden und stand als federführender Sender voll hinter der Produktion.

Den Kontakt zu Yves hatte ein ebenfalls alter Hase des TV-Journalismus gemacht, Jean-Yves Huchet, der einst als Chefredakteur von arte-Reportage einige Arbeiten von mir redaktionell betreut hatte. Jean-Yves war mittlerweile freier Produzent und sollte den Film als Co-Produzent betreuen.

Die Dreharbeiten fanden im Schwerpunkt im Sommer 2005 in Amerika statt. Mein »Türöffner« war stets dabei und leistete ganze Arbeit: Dr. George Carlo. Er führte uns zu einem Anwalt in Kalifornien, Carl Hilliard, mit dem er zusammen einen ersten Gehirntumor-Prozess für eine ehemalige Mobilfunkangestellte gewonnen hatte. Eine ganz einfache Frau namens Sheresa Price, die die vergleichsweise kleine Summe von 250 000 Dollar vor dem Arbeitsgericht gewonnen hatte und der dabei die beiden Anwälte kostenfrei, pro bono, zur Seite standen. Hier in San Diego trafen wir auch die Witwe eines klagenden Gehirntumorpatienten. Sein Fall war durch die Medien gegangen, und die Witwe kämpft nun für den toten Gatten weiter.

In Kalifornien führte uns Carlo auch in das Kongresshaus von Newport Beach, wo er 1999 quasi seine Abschiedsrede gehalten hatte, vor den versammelten Industrie-Bossen Verbraucherschutz-Maßnahmen einforderte. Die entsprechenden Archivaufnahmen stellte er uns später zur Verfügung. Alle Akten, Protokolle, Videobänder, Studien-Auswertungen bekamen wir dann bei unserer nächsten Station zu besichtigen. Nahe Detroit befindet sich die angesehene Kanzlei von Morganroth & Morganroth, Vater und Sohn haben noch eine junge Anwältin namens Jill Gurfinkel an Bord. Diese drei betreuen insgesamt sechs Gehirntumorfälle. Die Klagen wurden jeweils in den Jahren 2001 und 2002 eingereicht. Damals waren alle optimistisch, dass mit Hilfe des Insiders George Carlo schon zeitnah ein großer Sieg gegen die Mobilfunkriesen davongetragen werden konnte.

Für unsere Kamera zog nun George einige riesige Schubladen auf. Zum Vorschein kamen viele hundert Dokumente, allesamt die Industrie belastende Beweisstücke. »Das sind alle Dokumente«, sagte er, »und wir haben sichergestellt, dass sie an einem sicheren Ort untergebracht sind. Es ist wichtig, die historische Entwicklung dokumentiert zu haben im Zusammenhang mit einem derart komplexen Thema«, meinte er noch, und führte uns zu einer großen Kiste mit Videoaufzeichnungen aller öffentlichen Präsentationen und Kolloquien. »Meistens war es so, dass, wenn wir als Forscherteam eine Pressekonferenz abgehalten hatten, die Industrie ihrerseits eine sehr große Pressekonferenz veranstaltete und unsere Ergebnisse neu und verharmlosend interpretierte. Das war der Regelfall.«

Von Vater und Sohn Morganroth bekam ich dann auch noch ein Interview, wo sie mir vor laufender Kamera erörterten, dass sie die Fälle selbst vorfinanzieren und dementsprechend nur in aussichtsreiche Fälle investieren. 150 Millionen Dollar pro Gehirntumorfall lautete ihre Forderung, und die Liste der Anklage war lang (zitiert aus der Anklageschrift):

- Vorsätzlicher Betrug und Falschdarstellung
- Fahrlässige Falschdarstellung
- Ausbleibende Warnung vor fehlerhaften Fabrikaten
- Sorgfaltspflichtverletzung
- Garantieverletzung
- Verletzung der Gewährleistungspflicht
- Konspiration (Verschwörung!)
- Verletzung der Verbraucherschutzvorschriften

In der offiziellen Anklageschrift gegen die Mobilfunkindustrie heißt es ferner: »Die an der drahtlosen Kommunikation beteiligten Firmen haben offenkundig die Sicherheit der Produkte falsch dargestellt, um den Endverbraucher hinters Licht zu führen, damit er Produkte kauft, die zu lebensbedrohenden Krankheiten geführt haben, die ihn für den Rest seines Lebens behindern.«

Starker Tobak, aber später sah ich dann noch einen Fernsehbeitrag des Kollegen Del Waters für ABC, in dem er den allerersten Gehirntumorfall der Kanzlei vorstellte. Michael Patrick Murray, ein früherer Motorola-Techniker, der die Handys getestet hatte und genau auf der Kopfseite, an die er das Gerät zu halten pflegte, auch seinen Gehirntumor entwickelte. In dem Reportage-Beitrag sagte Murray, dass er davon überzeugt sei, dass die Industrie genau wusste, was sie da tat. In diesem Zusammenhang schossen mir zwei Dokumente von Bob in den Kopf. Das eine zeigte eine offizielle Bestätigung des Motorola Cheftechnikers Quentin Balzano, wonach alle Motorola-Geräte unterhalb des in Amerika zulässigen SAR-Wertes von 1,6 W/kg gemessen worden seien. Wohingegen ein internes, vertraulich gestempeltes Memo der Firma Messwerte bis 2,21 W/kg auswarf ...

Aber das Beste vom Beitrag kam zum Schluss. Auf Anfrage des Reporters Del Walters hatte der Industrie-Verband CTIA (damals Cellular Telephone Industry Association, heute The wireless Association), einst Auftraggeber der Studien des Dr. Carlo, auf seine Studien als Beweis für die Unschädlichkeit verwiesen.

Sie hatten die Studien uminterpretiert.

Mit anderen Worten, die Industrie verkaufte im Nachhinein die Studienresultate, bei denen Hinweise auf ein erhöhtes Krebsrisiko gefunden worden waren und durch deren Veröffentlichung Dr. Carlo seinen Job verloren hatte, der Presse und somit der Öffentlichkeit als Beweis für die Unschädlichkeit unserer Handys!

An diesem Beitrag des Kollegen erschlossen sich mir die Spielregeln der Industrie:

- Das permanente Verbreiten falscher Tatsachen im Sinne der Verharmlosung.
- Die Diskreditierung kritischer Wissenschaftler.
- Die Missinterpretation vorhandener Warnzeichen.
- Die Manipulation der Presse.

Del Walters selbst sagte mir später in einem Interview, als ich ihn fragte, warum er nicht mehr seine Beiträge über Mobilfunk produziert: »Die Chefredaktion hat mir zu verstehen gegeben, dass derartige Beiträge unerwünscht seien. Wo er geblieben ist, der investigative Journalismus? I don't know!« So Del Walters vor laufender Kamera.

Mein Kameramann Michel Stark und ich sahen uns vielsagend an. Wie war es denn eigentlich bei uns? Wir waren beide seit bald dreißig Jahren im Geschäft und hatten den enormen Wandel hautnah miterlebt. Worte wie: »Bring' nicht wieder Dein intellektuelles Zeugs«, ausgesprochen von denselben

Programmverantwortlichen, die eigentlich Platz für kritische Themen hatten, die öffentlich rechtlich angestellt einen gewissen Sendeauftrag haben. Es ist längst nicht mehr nur in den USA so, die Banalität hat obsiegt. Die Quote bestimmt das Programm. Also gilt es doch zu senden, was dem Zuschauer Spaß macht. Und da sind die Zahlen eindeutig: Na klar, die Zuschauer lieben Entertainment, Klatsch und Tratsch. Dabei lässt sich so schön abschalten, die Alltagssorgen vergessen und die Werbeberieselung als Teil des Entertainments goutieren. »Wer nicht mitmacht, ist draußen«, sagte mir kürzlich ein befreundeter TV-Produzent, der sukzessive seine nach oben offene Peinlichkeitsskala erweitern musste, um weiterhin im TV-Geschäft zu bleiben.

Nachdem wir das Material rund um den juristischen »Handykrieg« in für mich bewährter Art bei meinem Freund und Cutter Yves Michon geschnitten hatten, in einer bestellten Länge von fünfzig Minuten, ging es zur Abnahme nach Paris. Hier lief alles rund, der Kollege Jean-Yves Huchet übersetzte meinen deutschen Text ins Französische, und die Kollegen bei France 2 waren angenehm überrascht von der Art der Aufbereitung. Sie meinten, ein an sich trockenes Thema habe hier doch einen guten filmischen Rhythmus gefunden. So weit so gut. Wir einigten uns auf den Titel: »Portables en Accusation«, was so viel heißt wie »Handys unter Anklage«.

Der Film wurde erstmals am 18. Mai 2006 zu einer relativ guten Sendezeit gegen 22 Uhr ausgestrahlt und hatte knapp zwei Millionen Zuschauer. Wie nicht anders zu erwarten, hatten einige Industrie-Anwälte gegen die Ausstrahlung protestiert. Wochen vor der Ausstrahlung tobte hinter den Kulissen ein juristischer Kleinkrieg.

Noch am Vortag der Ausstrahlung musste ich drei Kleinigkeiten ändern. Vor den ursprünglichen Titel kam der Zusatz »USA« also »USA: Portables en Accusation«, faktisch ja richtig, aber eben weit weg aus Frankreich.

Über den im Film erwähnten Namen des Herstellers Motorola musste ein kurzer Pfeifton gelegt werden, um diesen unkenntlich zu machen. Und schließlich ein Hinweis im Abspann, wonach die Welt-Gesundheits-Organisation WHO alles im Griff hat und es von dort keine nennenswerten Gesundheitsrisiken zu melden gäbe. Damit wähnte sich der Sender auf der sicheren Seite, was mögliche juristische Angriffe der Industrie anbelangt. Und in der Tat wurde der Film sogar ein Jahr später bei France 2 wiederholt, und der Sender veräußerte den Beitrag nach Italien, Spanien und dem französisch-sprachigen Teil der Schweiz.

In Deutschland lief der Hase ganz anders.

Nachdem der MDR in Leipzig Ende 2005 den Beitrag in der bestellten Länge von 43 Minuten abgenommen und bezahlt hatte, verschwand der Film im »Giftschrank«.

Weil mein etwas länger angelegter, im Wesentlichen aber identischer Film in Frankreich ein beachtliches Presseecho ausgelöst hatte, erkundigte ich mich beim MDR alle paar Wochen, wann denn wohl mit der deutschen Ausstrahlung zu rechnen sei?

Nach einigen Monaten des Wartens auf eine konkrete Auskunft deutete mir die Redaktion an, den Film eventuell kürzen zu wollen und dass man mir dazu noch näheren Bescheid geben werde.

Ende November 2006 rief mich schließlich eine Redaktions-Assistentin an und erklärte, der Film sei gekürzt worden auf dreißig Minuten und würde nun am Donnerstag, den 7.12.2006 um 10:35 im Vormittagsprogramm des MDR zur Ausstrahlung kommen.

Man würde mir einen entsprechenden Sendemitschnitt zukommen lassen. Auf meine Frage nach den Verantwortlichen dieser Maßnahme bekam ich zu hören, weder die verantwortliche Chefredakteurin Frau Claudia Scheiner noch der betreuende Redakteur, Herr Peter Dreckmann, seien derzeit für mich zu sprechen.

Das war mir in dieser Form in meiner bis dahin 25-jährigen TV-Laufbahn noch nicht passiert: Wie die Redaktion in Leipzig mit meiner Geschichte über Dr. Carlo umgegangen war, welche filmischen Elemente entfernt, welche Kommentare geändert bzw. gestrichen waren, wurden mit mir als Autor weder besprochen oder koordiniert noch abgestimmt. Auch für mich einmalig: Weder wurde wie üblich die Fachpresse frühzeitig informiert noch erschien ein Sendehinweis in den Programmblättern: Dort wurde ein völlig anderer Film angekündigt: »Die Firmenretter«, Wiederholung vom Dienstag. Das Ganze am 7. Dezember 2006 um 10:35 Uhr, also am Vormittag, wo eh keiner guckt.

Am Tag vor der Ausstrahlung rief ich die Medienredaktion der Süddeutschen Zeitung an und machte auf die nicht abgesprochenen Änderungen, welche ich als boshafte Zäsur empfand, und den miesen Sendetermin aufmerksam. Das war der Zeitung dann zwar einen kleinen Beitrag im Medienteil wert, aber Frau Scheiner meinte auf Anfrage der SZ-Medien-Redaktion lapidar, der Beitrag habe technische Mängel aufgewiesen und es habe der deutsche Bezug gefehlt.

Technische Mängel? Das hat mir bis zu diesem Zeitpunkt noch niemand vorgeworfen. Technische Probleme vorzuschieben, ist sicher auch absurd, erstens hätten sie bei technischen Mängeln nicht zahlen müssen, zweitens hatten die Kollegen in Frankreich sicher die gleichen technischen strengen Maßstäbe angelegt, und da kam nie eine derartige Beanstandung.

Die größere Unverschämtheit sah ich erst später im Fernsehen. Der MDR selbst hatte den deutschen Bezug, die Geschichte um den deutschen Professor Adlkofer und die Reflex-Studie, entfernt! Natürlich fehlte der jetzt, sie hatten ihn selbst herausgenommen!

War ich jetzt also auch schon ein War-Game-Memo-Opfer?

Wenig später kapierte ich einiges. Die ARD hatte die Fußball-Bundesliga zurück ins Programm geholt mit dem Hauptsponsor T-Mobile.

Bis dato hatte ich nur eine gewaltige Zäsur, brisanterweise beim gleichen Sender MDR Leipzig in Kauf nehmen müssen. Meine Reportage »Monaco, das Schummelparadies« war 1996 ebenfalls auf dreißig Minuten gekürzt und statt in der ARD im Dritten Programm des MDR zur Ausstrahlung gekommen. Der damalige Sport-Koordinator der ARD, Hartmut von der Thann, hatte gemeint, »einen Helden wie Michael Schumacher stößt man nicht vom Sockel« und durch sein Veto die ursprüngliche Ausstrahlung in der 45-Minuten-Fassung verhindert. In meinem Film wurde Schumi damals als Steuersünder entlarvt. Wie wir wissen, ist es anderen Sporthelden schlimmer ergangen, selbst unter Stars wird offensichtlich mit zweierlei Maß gemessen.

Ich hatte damals, im Fall der Schumacher-Zäsur, stillgehalten, weil ich die Verantwortung für meine kleine Produktions-Firma mit acht angestellten Mitarbeitern hatte und diese Position nicht aufs Spiel setzen wollte.

Aber nach dem Erlebnis mit dem Mobilfunkfilm wollte ich selbst nicht mehr für diese »Hofberichterstatter« arbeiten. Und meine Firma hatte ich längst auch zugunsten eines freieren Autoren-Lebens im Süden Frankreichs aufgegeben.

In meinem ersten Filmbeitrag zum Mobilfunk-Thema hatte ich übrigens die optimistische Behauptung aufgestellt, dass in ein, zwei Jahren möglicherweise, analog zu den Tabakwaren, auf den Verpackungen unserer Handys der Hinweis stehen würde: »Handytelefonieren kann tödlich sein«. Ich war wieder einmal zu naiv. Zwar schafften es die Gehirntumorfälle allesamt bis zum Obersten Gericht der USA, dem Supreme Court in Washington D.C., doch von dort gingen sie dann noch einen langen Weg, wie dieses Buch zeigen wird ...

ERFAHRUNGEN MIT ÄRZTEN UND ELEKTROSENSIBLEN

Mein erster Handyfilm war in Frankreich durchaus im Vorfeld der Ausstrahlung intensiv beworben worden, und es hatte nach der Sendung viele Reaktionen gegeben, die Diskussion war angeschoben. Freilich nicht um die Einbindung einer Form der Verbrauchersammelklage ins französische Rechtssystem, sondern die Diskussion über mögliche Gesundheitsrisiken unserer Handys. Wegen der neuen Aufmerksamkeit in der Öffentlichkeit wurde der Film sogar ein Jahr später bei France 2 wiederholt.

In Deutschland gab ich den Film in der ursprünglichen Länge zum DVD-Vertrieb über eine Bürgerinitiative frei, und hier und da gab es Einladungen für mich in Alternativkinos, wo mein Film gezeigt und anschließend mit mir diskutiert wurde.

Es war eine spannende Zeit, weil ich viele Menschen kennenlernen sollte, die sich redlich um eine sachliche Auseinandersetzung bemühten, aber auch viele, die militant mit dem Thema umgingen.

Teilweise tauchte ich völlig in das Thema ein, und mein Kontakt zu George Carlo war mittlerweile sehr intensiv. Er besuchte mich in Europa, und wir waren gemeinsam Gäste bei diversen Veranstaltungen der unterschiedlichsten Gruppen.

Das Thema ließ mich nicht los.

George war vor allen Dingen Arzt, er konzentrierte sich zunehmend auf Elektrosensible. Er unterhielt mit den eigenen finanziellen Möglichkeiten eine zielgerichtete Forschung und erarbeitete ein Therapie-Programm für Elektrosensible.

Er hatte die Hoffnung aufgegeben, dass die Industrie diesbezüglich aktiv werden und den wissenschaftlichen Erkenntnissen Rechnung tragen würde. Sein Brief an die Industriebosse aus dem Jahre 1999, in dem er sie aufforderte, den gefundenen Risiken Rechnung zu tragen, findet sich noch heute im Internet.

Zitat: »Alarmierend sind die Hinweise, dass einige Kreise der Industrie die wissenschaftlichen Ergebnisse, welche auf potentielle Gesundheitsfolgen hinweisen, ignoriert haben, sie haben wiederholt und falsch verbreitet, dass Mobiltelefone für alle Benutzer, inklusive Kinder, sicher sind, und sie haben eine Illusion von verantwortlichem ›Im Auge behalten‹ erzeugt, indem sie nach neuen Forschungen rufen und sie sponsern. Die wichtigsten Maßnahmen zum Konsumentenschutz fehlen: vollständige und ehrliche und sachliche Information, um dem Konsumenten eine Beurteilung der Risikoabschätzung zu ermöglichen; das direkte Verfolgen und die Überwachung, was den Konsumenten passiert, die Mobiltelefone benutzen, und die Überwachung von Änderungen in der Technologie, die auf die Gesundheit einwirken könnte.

Ich bin besonders besorgt über das, was die Aktionen durch einen Teil der Industrie zu werden scheinen, um das FCC, das FDA und die WHO auf einen nicht wirksamen Kurs zu zwingen, der wahrscheinlich in einen plötzlichen Aufstand der Konsumenten münden wird.

Als Industrie werden Sie sich mit den Folgen all Ihrer ausgewählten Möglichkeiten, guten und schlechten, lange Zeit auseinandersetzen müssen. Aber kurzfristig möchte ich Ihre Hilfe, um eine wichtige öffentliche Gesundheitsforschung zu erwirken.

Die Frage der Sicherheit von Mobiltelefonen ist unklar. Darum ist es von der öffentlichen Gesundheitsperspektive her für die Konsumenten entscheidend, die Informationen zu besitzen, die sie benötigen, um richtig beurteilen zu können, wieviel sie von diesen unbekannten Risiken mit der Benutzung ihres Mobiltelefons eingehen wollen. Die Konsumenten transparent und umfassend darüber zu informieren, was man über die Gesundheitsrisiken weiß und was man nicht weiß, ist kein

Schuldeingeständnis, es ist vielmehr ein Beweis dafür, dass Ihre Industrie verantwortlich ist. Nur wenn alles an Informationen an den Konsumenten fließt, kann dies den ungefährlichen Gebrauch ihrer Produkte sichern. Der jetzige Volksaufstand, den wir in den Vereinigten Staaten heute gegen die Tabakindustrie erleben, rührt zum größten Teil von der gefühlten Unehrlichkeit eines Teils dieser Industrie her, welche nicht offen gegenüber Wirkungen auf die Gesundheit war. Ich bitte Sie dringend, Ihrer Industrie zu helfen, damit sie nicht wieder die gleichen Fehler macht.«

Er bekam nie eine Reaktion auf diesen Appell, was kein Wunder ist, denn jede Form der »Schuldanerkennung« wäre für die Industrie fatal. Die rhetorische Brücke, die George Carlo in seinem Brief in dieser Angelegenheit gebaut hatte, wurde und wird ignoriert. Vor allen Dingen für die Juristen der Industrie gilt es festzuhalten an dem einmal eingeschlagenen Weg: Es gibt und gab nie ein Problem!

Das mögliche Risiko wird also weiter als freier Feldversuch auf dem Rücken der Verbraucher ausgetragen.

George pflegte mir immer zu sagen: »Wir müssen jetzt handeln und versuchen, den Menschen zu helfen. Die Elektrosensibilität wird zunehmend schlimmer.«

In der Tat hatten sich immer mehr Menschen verzweifelt über die Jahre an George Carlo gewandt, Menschen wie Peter und Elisabeth Holland.

Ich bemühte mich, ähnlich denkende Ärzte ausfindig zu machen, und fand schließlich in München Dr. Hans-Christoph Scheiner. Bereits Ende der achtziger Jahre hatte Dr. Scheiner den klassischen Weg als Allgemein-Mediziner verlassen und Naturheilkunde, Ohr-Akupunktur, Homöopathie und weitere Elemente aus der Komplementär-Medizin in seine Behandlungspraxis einfließen lassen. Nachdem er selbst ein Buch zum Thema geschrieben (»Mobilfunk – Die verkaufte Gesundheit!«) und sogar eine kleine Partei gegründet hatte, die sich politisch für das Thema »Gesundheitsrisiko Handy« einsetzen wollte, wurde seine kleine Doppelhaushälfte in München-Obermenzing zur Pilgerstätte aller möglichen Betroffenen, die den Mobilfunk verdächtigten, Auslöser ihres Übels zu sein.

Das Problem war nur: Hans konnte nicht nein sagen. Und so kam es, dass dieser gutmütige Mann und seine in der Praxis mithelfende Ehefrau Ana an sieben Tagen in der Woche zu allen möglichen und unmöglichen Tageszeiten »aufgesucht« wurden, schließlich war die Praxis im Privathaus, sofern noch von »privat« die Rede sein konnte. Im Kellergeschoss war die Parteizentrale eingezogen mit einem merkwürdigen Kauz namens Manfred, der, äußerst liebenswürdig bemüht, die Internethoheit im Hause Scheiner verwaltete und mit einer zweifelhaften Technikkompetenz regelmäßig für Zusatzchaos sorgte. In der Parteizentrale schlief von Zeit zu Zeit ein in der Mobilfunkgegner-Szene wohlbekannter noch recht junger Mann, der, weil hoch elektrosensibel, in einem an einen Imker erinnernden Strahlenschutzanzug rumlief.

Uli W. lebte ansonsten in einem Wohnwagen im tiefsten Schwarzwald, weil er dort nach eigenen Aussagen keinen durch die Strahlen bedingten Schmerz verspürte und der von ihm gewählte Waldabschnitt ein sogenanntes Funkloch sei. Der Mann holte sich regelmäßig eine hochdosierte Vitamindosis bei seinem Arzt in München intravenös ab und richtete es sich ansonsten in der Parteizentrale des Vorsitzenden der »Vorwärts«-Partei gemütlich ein. Das Haus war schließlich »abgeschirmt«, mehrere diesbezügliche Maßnahmen hatten Familie Scheiner ein Vermögen gekostet.

Ich vernetzte Dr. Scheiner mit Dr. Carlo, denn ich wusste, dass hier eine Synergie bei der Behandlung von Elektrosensiblen entstehen kann. Mir kam die Idee, mit dem Waldmenschen Uli eine Dokumentarfilm-Geschichte zu drehen, die zeigen sollte, wie dieser junge Mensch lebt und um mögliche Heilungsansätze der Ärzte zu dokumentieren.

Ich fand wiederum in Paris einen Produktionspartner, der mir eine Drehbuchfassung in Auftrag gab und auch bezahlte. Danach hatte ich mir folgende Einstiegsszenen ausgedacht:

> 1. Historische Altstadt, Augsburg Tageslicht
> Schwarzbild
> Ein Kind summt eine Melodie. Schwarzblende.
> Subjektive Kamera aus Sicht des kindlichen Radfahrers lässt mittelalterliche Architektur der Stadt Augsburg erkennen.
> Umschnitt auf rollende Fahrräder, seitliche Kamerafahrt.
> Kamera zieht auf, wir erkennen einen blonden Jungen von ca. zehn Jahren, der weiterhin fröhlich seine Melodie summt.

Plötzlich ertönt aus Richtung des Lenkrades ein Funkgeräusch. Der kleine Fahrer verlangsamt seine Fahrt und hält schließlich an.

Auf dem Lenkrad erkennen wir eine CB-Funkvorrichtung. Der Junge greift zum Sprechgerät und meldet sich mit folgenden Worten:

»Hier spricht Nightmare, hier spricht Nightmare, bitte kommen!«

Während der junge Bursche langsam die Fahrt wieder aufnimmt, setzt der Kommentar ein ...

OFF:
Als der elfjährige Uli W. Ende der 80er-Jahre stolz sein selbstgebasteltes Funkfahrrad spazieren fuhr, konnte er nicht ahnen, dass er mit seinem Funker-Namen »Nightmare«, »Albtraum«, in passender Weise seine eigene Zukunft umschrieb. Und dies gleich in vielfacher Hinsicht ...

2. Waldstück in der Region Freiburg/Schwarzwald Tageslicht
Wir hören das schwere Atmen eines laufenden Menschen. Schwarzblende, subjektive Kamera zeigt die Perspektive des Laufenden aus einer Art Fechtmaske heraus. Wir erkennen die Konturen des Waldes.
Umschnitt hinter den Läufer, der einen weißgrauen Schutzanzug trägt und dadurch wie ein Marsmensch anmutet. Eine riesige Mobilfunkantenne wird sichtbar. Umschnitt in die Vorderansicht. Wir erkennen das Gesicht eines jungen Mannes hinter einer Gittermaske. Der »Marsmensch« spricht zu uns.

Uli W.: Es muss jetzt schnell gehen, die Strahlung ist besonders stark auf dem Sender.

Uli steigt auf den Sendemast. Oben angekommen schüttelt er eine Aluminium-Schutzhülle auf.

Kamerasicht oberhalb Uli zeigt, wie er die Hülle über die Antenne stülpt.

Uli W.: Sowas nenne ich Notwehr!

Während sich Uli W. eiligst auf den Weg nach unten begibt, setzt ein Kommentar ein:

OFF:
Zwanzig Jahre nach seinem ersten Ausflug mit dem selbstgebastelten CB-Funk-Fahrrad ist aus dem technikverrückten Funk-Uli ein kritischer Mobilfunkgegner geworden, der, teilweise in Guerilla-Manier, gegen seinen übermächtigen Gegner kämpft. Er ist sich völlig sicher: Das Hobby seiner Kindheit und Jugend, seine große Passion, die er nur konsequent zu seinem Beruf als selbständiger Mobilfunk-Berater ausweitete, hat ihn krank gemacht.

Titeleinblendung:
Versuchskaninchen
Uli war in der Tat Deutschlands jüngster Funker gewesen und er hatte von jungen Jahren an eine hohe Kompetenz in diesen Dingen entwickelt. Sein Fahrrad von damals wollten wir für den Film nachbauen. Uli war einverstanden, sich um diese Dinge zu kümmern. Ich gab ihm das notwendige Geld, und wir verabredeten uns ein paar Wochen später in seinem Wald.

Um es kurz zu machen, der Film kam nie zustande. Ich hatte ganz einfach die Belastbarkeit meines Hauptdarstellers überschätzt. Mittlerweile haben ihn einige Sender thematisiert, ihm Reportagen gewidmet. Und Uli tritt in Talkshows auf.

Dr. Hans Scheiner hat natürlich nicht nur Freaks in seiner Praxis behandelt. Sein Ruf als Experte in Mobilfunkangelegenheiten hatte sich herumgesprochen, und in gewisser Weise hat er auch den einen oder anderen Durchbruch erzielen können. Einem französischen Elektrosensiblen zum Beispiel, ein ehemaliger Lehrer, der seinen Beruf wegen seiner Elektrosensibilität nicht mehr ausüben konnte, wurde durch die Expertise von Dr. Scheiner die Krankheit offiziell anerkannt, und sein Gehalt und sein Pensionsanspruch wurden ihm zumindest anteilig gezahlt.

Der Mann hatte das Glück, dass seine Schwester in München verheiratet ist und von dem »richtigen Arzt« in diesen Angelegenheiten gehört hatte. (Das einzige Land, das Elektrosensibilität bisher weltweit als Krankheit anerkannt hat, ist übrigens Schweden.)

Leider verstarb dieser wunderbare Arzt im Juni 2012 viel zu früh. Ich hatte die Ehre, ein Nachwort zu schreiben und es an seinem Grab zu verlesen:

Nachruf auf Dr. med. Hans-Christoph Scheiner von Klaus Scheidsteger

Tod eines Forschungsreisenden

Mein Freund Hans-Christoph Scheiner ist von uns gegangen. Am Abend des 13. Juni erlag er im Uni-Klinikum München-Großhadern seinem Herzleiden. Die Menschen, die ihm verbunden waren, wussten um seinen jahrelangen Kampf, dennoch fällt es allen schwer, seinen Fortgang zu begreifen.

Ein wenig muss ich mit ihm schimpfen, denn Hans war sich selbst ein schlechter Arzt. Tag und Nacht, an sieben Tagen in der Woche, war er für seine Patienten da. Sie waren ihm wichtiger als seine eigene Gesundheit. Immer wieder hatte er seinen Freunden versprochen, kürzer zu treten, doch so richtig bekam er das nie hin. Zu sehr lag ihm das Leid der anderen am Herzen, um seinem eigenen Rechnung zu tragen. Wohl eine Charaktereigenschaft von Ausnahme-Medizinern ...

Hans verstand sich als ein ganzheitlicher Arzt, als ein Umweltmediziner, der den tatsächlichen Ursachen einer Krankheit auf die Spur kommen wollte. Bereits in den achtziger Jahren verließ er zunehmend das Feld der klassischen Schulmedizin. Wiewohl Hausarzt im traditionellen Sinne der persönlichen Zuwendung, war ihm das zunehmend unmenschlich anmutende Gesundheitssystem ein Greuel. Das schnelle Geschäft als Rezeptverordner war sein Ding nicht. Hans lernte die Naturheilkunde, die Homöopathie, die Akupunktur, die Ohrakupunktur, die EAV und so weiter und so weiter. Ganz im Sinne der Bescheidenheit des Sokrates: »Ich weiß, dass ich nichts weiß!«

Immer auf der Suche nach den Ursachen entdeckte er sehr früh die Gefahren des Mobilfunks. Im Laufe der Jahre wurde seine familiär geführte Praxis mit seiner wunderbaren Frau Ana an seiner Seite zur Pilgerstätte elektrosensibler Menschen. Zunächst kamen sie aus allen Teilen Deutschlands, zuletzt aus der ganzen Welt! Und natürlich war seine Praxis auch sein Zuhause, wie sollte es anders gehen? Alles unter einem Dach, immer volles Haus bei Hans und Ana. Im Kellergeschoss standen oft das Bett und die Schaltzentrale von Uli Weiner, während auf der anderen Seite des Raumes die kleine Partei den Aufbruch probte. In der Küche beruhigte Ana den fünfhundertsten mobilfunkgeschädigten Anrufer an diesem Tag, im Wohnzimmer tagte der internationale Verein für die Eingliederung der Elektrosensiblen in die Amerikanische Verbrauchersammelklage, und Ursula ratterte das Scheiner'sche Gutachten in den Computer, das Hans in der Nacht geschrieben hatte. Der ganz normale tägliche Wahnsinn bei Scheiners in Obermenzing ...

Wenn er dann mal Urlaub hatte, zog es ihn an den Plattensee, dort konnte er prima schreiben, an einem Buch, einem Exposé, einem Gutachten für die Franzosen. Er hätte es sich leichter machen können, im Liegestuhl am Balaton, aber nein, man müsste ja am Ball bleiben und den unbeirrbaren, mutigen Kampf gegen die übermächtige Mobilfunklobby weiterführen. Mensch, Hans, ich muss mit Dir schimpfen! Von Life-Work-Balance wohl noch nie was gehört?

Musizieren wollte er noch und vielleicht eines Tages ein kleines Konzert arrangieren mit dem Kollegen George Carlo, dem anderen Workaholic auf der anderen Seite des Teiches, der von Washington D.C. aus die Strippen zieht und schon im nächsten Jahr die Früchte der Beharrlichkeit ernten wird. Hinter den Kulissen spitzt sich der juristische Kampf zu, und der mutige Richter Franklin Burgess am D.C. Superior Court hat sogar den Anklagepunkt der Konspiration, der Verschwörung, anerkannt und die Mobilfunkindustrie darauf hingewiesen, dass sie es doch waren, die weltweit den technischen Standard, das Design, die Richtwerte gemeinschaftlich festgelegt haben. Hans Scheiner wird erst postmortal die Früchte dafür ernten, dass er auch an diesem internationalen Projekt mitgearbeitet hat. Auch George Carlo hat einen Freund verloren, er schreibt:

›Hans war ein wunderbarer Mensch, der jeden berührte, den er traf. Er war ein brillanter und zur gleichen Zeit zugänglicher

Mensch. Meine Frau Laurie und ich werden immer einen Platz in unserem Herzen für ihn behalten, mit den besten Erinnerungen an seine persönliche Liebenswürdigkeit. Hans hinterlässt ein Vermächtnis, all denen zu helfen, die krank sind und mit anderen Dingen zu kämpfen haben. Die Welt wird ihn vermissen, aber seine Beiträge und sein Vorbild leben weiter. Er hat ein erfülltes Leben geführt.‹

In seinem Buch: ›Mobilfunk – die verkaufte Gesundheit‹ hatte Hans akribisch den Stand der internationalen Forschung nachgezeichnet und analysiert. Das im Jahre 2006 erschienene Werk hatte zum Zweck: ›Bürgerinnen und Bürgern die entsprechende Kompetenz und Argumentationshilfe an die Hand zu geben, sich zu wehren. Politiker wachzurütteln, diesem öffentlichen Blindekuh-Spielen, dieser Beihilfe zur fahrlässigen Körperverletzung und Tötung durch Mobilfunk und sonstige Hochfrequenzen ein Ende zu bereiten.‹

Das Buch, das als Co-Autor auch Ana Scheiner an Bord hatte, eröffnet mit einer Widmung und einem Nachruf auf den Umwelt-Physiker und mobilfunk-kritischen Pionier Prof. Dr. Neil Cherry, Neuseeland, von dem Hans so begeistert war, weil Neil Cherry den Mut gehabt hatte, juristisch gegen die WHO wegen deren dubiosen Grenzwertsetzung vorzugehen. Nur acht Wochen vor Cherrys Tod hatten Hans und Ana den Forscher in Neuseeland besucht und interviewt. Ich darf mir ein Plagiat erlauben und die Worte, die Hans für Cherry fand, eins zu eins übernehmen: ›Lieber Hans, wir danken Dir von Herzen für Dein Lebenswerk. Die Segenswünsche der Menschen auf der ganzen Welt, denen Du so selbstlos geholfen hast, werden Dich auch auf der anderen Seite des Daseins erreichen!‹

Klaus Scheidsteger
München, den 15. 6. 2012

Hans gehörte im Jahr 2006 zu den Gründungsmitgliedern einer Organisation namens »Kompetenzinitiative« zum Schutz von Mensch, Umwelt und Demokratie. Unter Vorsitz des Literatur-Professors Dr. Karl Richter, hatten sich hier einige ernstzunehmende Wissenschaftler gruppiert, um primär eine sachliche Aufklärungsarbeit zu leisten, Fachvorträge und Kongresse zu organisieren, sowie wissenschaftliche Broschüren zum Thema Mobilfunk zu veröffentlichen. Ich bewundere die Arbeit dieser Gruppe sehr, die sich zusammen mit »diagnose:funk« subtil und immer aktuell um die weltweiten Ereignisse rund um das Thema Mobilfunk kümmert.

Was die Behandlung von Elektrosensibilität anbelangt, so hat mich ein Arzt während seines Vortrages auf einem Mobilfunkkongress der Kompetenzinitiative besonders beeindruckt: Dr. med. Karl Braun von Gladiß. Sein Beitrag unter dem Titel: »Gesundheitliche Auswirkung des Mobilfunks und Therapiekonzept der Elektrosensibilität« überzeugte mich vor allen Dingen durch eine Art Fragebogentest, die jeder Elektrosensible, der von diesem Arzt behandelt werden will, bestehen muss. Dieser Arzt hat meines Erachtens eines konsequent umgesetzt: Eine Therapie kann bei einem Patienten nur greifen, wenn dieser auch geheilt werden will und sich nicht nur als ein Opfer der Industrie sieht und kein anderes Thema mehr kennt in seinem Leben. Bei Braun von Gladiß geht es einmal anders herum, nicht der Patient sucht sich seinen Arzt aus, sondern der Arzt wählt den Patienten. Ein durchaus wegweisender Beitrag zur Gesundheitsreform, denn was Dr. Braun von Gladiß einfordert, ist nichts anderes als eine Umstellung des Lebensstils, um eine echte Chance auf Heilung zuzulassen. Den mündigen Patienten also, ohne den unser Gesundheitssystem zukünftig nicht mehr funktionieren wird.

Aber das ist ein anderes Buch wert.

(Wie dramatisch sich die Situation tatsächlich mittlerweile zuspitzt, schildert eindrucksvoll der »Verein für Elektrosensible und Mobilfunkgeschädigte, München e.V.«! Sie bieten Einblick aus Sicht der Betroffenen und sprechen von einer dramatischen Verschlechterung durch die explodierende mobile Internetnutzung. Die Betroffenen sind häufig alleingelassen, und bei den meisten Ärzten hat sich das Phänomen »Elektrosensibilität« noch nicht herumgesprochen, was in den meisten Fällen zu falschen Behandlungen und mitunter tragischen Schicksalen führt.

Eine große Hilfe für elektrosensible Menschen mag die »Leitlinie 2016 zur Prävention, Diagnostik und Therapie EMF-bedingter Beschwerden und Krankheiten« der Europäischen Akademie der Umweltärzte EUROPAEM geben. Ärzte aller Fachrichtungen sowie Zahnärzte, Gesundheitsbehörden, Gesundheitsbeauftragte und Bearbeiter erhalten hier einen hervorragenden Überblick über den Stand der Wissenschaft und gleichermaßen Konzepte für die Diagnose und Therapie EMF-bedingter gesundheitlicher Probleme zur Verbesserung bzw. Wiederherstellung individueller Gesundheit und Strategien zur Prävention.

Meines Erachtens eine Pflichtlektüre für jeden verantwortungsvoll agierenden Mediziner!)

Indes geht der Siegeszug der Industrie unaufhörlich weiter. In der westlichen Welt gibt es bereits mehr Handyanschlüsse als Einwohner, der Trend geht zum Zweithandy. Die imponierende Zahl von 7 Milliarden Handyanschlüssen weltweit wurde 2015 erreicht und der Jahres-Umsatz der gesamten Industrie, inklusive der anhängenden Strukturen, wie google, facebook und Co., wird auf 17 000 Milliarden geschätzt, 17 Billionen Euro.

Angesichts dieser Entwicklung auf Gesundheitsprobleme hinzuweisen, ist äußerst unsexy.

DAS WAR-GAME-MEMO UND DIE UMSETZUNG

Während meiner jahrelangen Auseinandersetzung mit dem Thema Mobilfunk und seiner möglichen Gesundheitsrisiken habe ich eines immer wieder bemerkt: Es werden häufig ungeprüft Meinungen übernommen, und eine einmal in die Welt gesetzte Information ist schwer wieder aus den Köpfen zu entfernen. Diese Feststellung ist sogar mittlerweile wissenschaftlich manifestiert. Eine einmal vorhandene Meinung, basierend auf einer einmal gestreuten Information, ist schwerlich wieder zu korrigieren, auch wenn die Erstinformation völlig falsch war. Auf dem Prinzip einer Kombination aus Fehlinformation und Verunsicherung sowie einer ständigen Interpretationshoheit für die Analyse der Studienergebnisse basiert das bereits erwähnte War-Game-Memo.

Je tiefer ich in die Ereignisse einstieg, umso mehr musste ich die »Wirkungsweise« dieser Lobby-Regieanweisung anerkennen.

Das von einer der größten und erfolgreichsten PR- und Lobbying-Unternehmen der Welt, dem US Unternehmen Burson-Marsteller erstellte Memorandum, wird nach wie vor als Grundlage einer geschickten Verschleierungspolitik der Industrie eingesetzt.

Freilich braucht es Helfer und Helferinnen, um die Strategie auch umzusetzen. Und auch hier wurde wesentlich global gedacht und durchaus visionär.

Eine Schlüsselfigur sollte dabei ein Mann einnehmen, der einst als Kronzeuge der Mobilfunkgegner galt, weil er mit seinem Team an der Royal Adelaide University in Adelaide, Süd-Australien, bei einer Studie mit Mäusen, die einer Handystrahlung ausgesetzt waren, bereits 1995 eine vermehrte Krebsentwicklung gesehen hatte. Nur wenige Monate nach Abschluss der Studie, die übrigens erst zwei Jahre später unter dubiosen Umständen veröffentlicht werden sollte, saß der Studienleiter, der Australier Dr. Michael Repacholi, bei der WHO und stellte fortan seine eigenen Forschungsergebnisse infrage.

Sie seien nicht reproduzierbar gewesen und deshalb nicht relevant. Ah! Hier war sie doch, die Stimme der Lobby, ganz so wie im War-Game-Memo vorgeschrieben: Reproduzierbarkeit einfordern und dann die Ergebnisse aushebeln, falls sie nicht in den Kram passen.

Natürlich fuhr ich nach Genf und hörte mir den lieben Mike an. Bei meinem ersten Besuch hatte ich mein feinstes Designer-Jackett angezogen, meine teuersten Schuhe, feines Hemd und Krawatte. Ich wollte als wohlwollender und erfolgreicher Autor und Produzent wahrgenommen werden, nicht als militanter Freak oder gesellschaftlicher Außenseiter. Und das gelang mir offensichtlich.

Nach ca. einer halben Stunde knipste mir der »EMF-Projektleiter« bei der WHO in Genf mit dem Auge zu und erwähnte locker flockig: »Natürlich zahlt die Industrie das alles.« Ich machte gute Miene zum bösen Spiel. Wir saßen hier alleine in seinem Büro, und ich wollte schließlich mit meinem Kamerateam wiederkommen …

Einige Wochen später, im Sommer 2004, durfte ich ein Interview mit meinem Kamerateam drehen. Damals sagte mir mein Instinkt, dass ich dieses Interview eines Tages als historisches Material verwenden könnte. Aber als ich es durchführte, hatte ich weder Kenntnis vom War-Game-Memo noch hatte es später Relevanz für meinen ersten Film. In meinen neuen Film »Thank You For Calling« ist es eingeflossen. Ich darf hier einige Kostproben der Aussagen des damaligen weltweit obersten Strahlungsexperten geben. Auf seine eigenen Studien, in denen er ja etwas gefunden hatte, vor laufender Kamera angesprochen, sagte er tatsächlich:

»No one is immune from something going wrong in a study

or a study producing results that are totally unexpected. So, this is why WHO has a rule that before something can be used in health-risk assessment that we have to replicate that study. Now, my study was looking at transgenic mice, that will predisposed to get lymphoma, and, we found an increasing lymphoma from the radiofrequency signals. And, we spend six month going through that study to find out what we did wrong, because, we thought heavens we don't know why that should be an increasing lymphoma, and we still don't know.«

»Keiner ist davor gefeit, dass innerhalb einer Studie etwas schiefläuft oder dass die Studie völlig unerwartete Ergebnisse liefert. Das ist der Grund dafür, dass die WHO eine Richtlinie erstellt hat, wonach jede Studie, die zur Bewertung von Gesundheitsrisiken hinzugezogen wird, reproduziert werden muss. Nun, meine Studie an genetisch modifizierten Mäusen, die einer Mobilfunkstrahlung ausgesetzt waren, zeigte einen Anstieg bei Lymphdrüsenkrebs.

Wir haben die Studie sechs Monate lang überprüft, um herauszufinden, was wir falsch gemacht haben, weil wir dachten, um Himmels willen, wir wissen nicht, warum hier ein Lymphdrüsenkrebs-Anstieg zu finden ist, und wir wissen es bis heute nicht.«

Das muss dem Mann erst einmal einer nachmachen, dachte ich – er findet ein Problem, kann sich auch Jahre später immer noch keinen Reim darauf machen, wo das Problem wohl herkommen mag, und deshalb gibt es also kein Problem. »Mister No-problem« Mike Repacholi verbreitete ab ca. 1996 diese frohe Botschaft im Namen der Weltgesundheits-Organisation, WHO. Weltweit auf Vorträgen zum Beispiel vor politischen Entscheidungsträgern und in eigens für die interessierte Öffentlichkeit gefertigten WHO-Broschüren propagierte der ehemalige Strahlen-Forscher die völlige Entwarnung. Dazu ein weiterer Auszug aus meinem damaligen Interview, das diese seine Politik verdeutlichen mag:

»Mobile phone users just want to know is it safe to use a mobile phone, and we say, from all the evidence we have, and we have accumulated a large number of studies now, because of this ongoing research. We have not found any evidence to suggest … that these phones are not safe. If people are particularly worried about mobile phones, because you do have a radiating antenna very close to your head, and, some fifty percent of the radiofrequency signals that are generated by the mobile phone are absorbed by the head and the rest goes to the base station. And, we say, well if you are worried about that, than you can use his hands-free kids, the earphone-microphone kid, that you can use and talk to with your mobile phone out here, so that you don't have the same exposure.«

»Handynutzer wollen nur wissen: Ist es auch sicher, ein Handy zu benutzen. Und wir sagen: Ausgehend von allen Beweisen, die wir haben – und wir haben eine große Anzahl von Studien wegen der fortlaufenden Forschung gesammelt –, haben wir keine Anzeichen dafür gefunden, dass die Telefone nicht sicher sind …

Wenn nun Menschen besonders besorgt sind, weil man eine strahlende Antenne an den Kopf hält und 50% der Hochfrequenz-Signale, die durch das Handy erzeugt werden, direkt vom Kopf aufgenommen werden, der Rest geht zur Basisstation, dann sagen wir: Wenn Du darüber besorgt bist, dann kannst Du eine Freisprecheinrichtung, ein Headset, benutzen, so dass man nicht der vollen Strahlung ausgesetzt ist.«

Das war sein Sprachgebrauch zum Thema »Handy-Unbedenklichkeit« im Jahre 2004, wohlgemerkt in unsere laufende Kamera gesprochen und auch in anderen Interviews ähnlich verbreitet.

Seine Aussagen und die Einordnung von Experten lauteten im Umfeld der Studienveröffentlichung noch ganz anders.

Dr. Mike Repacholi im ›Focus-TV‹ am 25. Mai 1997: »Das wichtigste Ergebnis der Studie ist, dass sich die Lymphknotenkrebsrate mehr als verdoppelte, nachdem die Tiere neun Monate lang zweimal täglich eine halbe Stunde mit den elektromagnetischen Handywellen bestrahlt wurden.« Dr. Repacholi und sein Forscher-Team gaben sich auch damals schon überrascht, und der Auftraggeber der Repacholi-Studie, die australische Telekom (Telstra), hatte sich wohl auch ein unbedenkliches Ergebnis erhofft. »Es ist offensichtlich, dass die Telefongesellschaft nicht erfreut war über unsere Ergebnisse, weil diese zeigten, dass es Gesundheitsrisiken gibt.«

Auch schien der gute Mike seinerzeit von der Qualität der eigenen Forschung überzeugt.

Dr. Repacholi in der Berliner ›taz‹ am 7. Mai 1997: »Unser Modell ist das beste, um etwas über den Zusammenhang von Mobilfunkwellen und Krebs auszusagen. Wir haben im Doppelblindversuch 100 Mäuse bestrahlt. Sie entwickelten im Vergleich zu der unbestrahlten Kontrollgruppe von ebenfalls 100 Mäusen 2,4-mal so häufig Krebs. Um jede mögliche Fehlerquelle auszuschließen, haben wir auf den Faktor 2 heruntergekorrigiert.« Die ›taz‹: »Mit einem plausiblen Modell wollten die Forscher jeden Krebsverdacht ausschließen. Umso ernster muss man das Ergebnis nehmen. Es könnte gerade jenen Bürgern zugutekommen, die gegen die Mobilfunkbetreiber klagen. Es wird der Mobilfunklobby schwerfallen, dies Ergebnis kleinzureden.«

›Die Welt am Sonntag‹ kommentierte am 18. Mai 1997: »Die Tierexperimente nähren den Verdacht, dass die von Handys ausgehenden Wellen die Entstehung von Krebs auch beim Menschen fördern. Ungeklärt ist bisher, durch welchen Mechanismus der Krebs bei den Mäusen ausgelöst wurde. Diskutiert wird, ob die Strahlen die Zellteilung anregen. Die Studie hat international für Aufsehen gesorgt.«

Die ›Süddeutsche Zeitung‹ befragte in der Ausgabe vom 22. Mai 1997 den Pharmakologen und Toxikologen Prof. Dr. Wolfgang Löscher von der Tierärztlichen Hochschule Hannover. Löscher hatte durch Tierversuche festgestellt, dass elektromagnetische Felder das Wachstum von Brustkrebs beschleunigen: »Repacholis Studie ist technisch sauber und wissenschaftlich perfekt. Sie passt zu unseren Beobachtungen. Übrigens sind die Ergebnisse auch ein Hinweis darauf, dass nicht nur der Handybenutzer selbst, sondern auch seine Umgebung gefährdet ist.«

Das Bundesamt für Strahlenschutz erklärte eilig, die Beobachtungen des australischen Wissenschaftlers hätten keine Bedeutung für die in Deutschland geltenden Grenzwerte. Dazu Löscher: »So eine Aussage ist völlig unwissenschaftlich. Die Risikobewertung von neuen Produkten beruht immer auf Tierexperimenten. Keine Firma der Welt entwickelt ein Arzneimittel, das bei Versuchstieren Krebs auslöst, und sagt dann, wie das Bundesamt für Strahlenschutz, die Handyhersteller und Mobilfunkindustrie, das werde beim Menschen schon nicht auftreten.«

Stimmt es, dass diese Ergebnisse nicht veröffentlicht werden sollten? Löscher: »Die Arbeit von Repacholi ist von den Geldgebern zwei Jahre zurückgehalten worden. Renommierte Fachzeitschriften wie ›Nature‹ und ›Science‹ haben abgelehnt, angeblich aus Angst vor Panik in der Bevölkerung.« Repacholis Mäusestudie kostete damals gut 1,1 Millionen australische Dollar, davon zahlte 90 Prozent die Telefongesellschaft Telstra.

Mir war klar, dass es ein außerordentlich geschickter Schachzug der Industrie gewesen war, diesen Mann bei der WHO als Manager für die Gesundheitsfragen rund um das Elektromagnetische Feld einzusetzen. Seine Antwort auf meine Frage nach der Herkunft seiner Budgets beantwortete er relativ naiv (O-Ton, 2004):

»We have budgets that come from national governments, professional societies and the industry. But the funding that comes from industry has to go into a separate pot and then it's provided to WHO. We have a collaborating institution that will collect funds from all over and then just provide the money from WHO and we don't need to know where it came from. All what we're allowing influence from donor. So, it's very important that we're not tainted by industry.«

»Die Budgets kommen von nationalen Regierungen, Berufsverbänden und der Industrie. Die Gelder der Industrie müssen aber in einen eigenen Topf eingezahlt werden, bevor sie zur WHO gelangen. Wir verfügen über eine Partner-Institution, die von überall her Geldmittel sammelt und sie dann der WHO zur Verfügung stellt. Wir müssen weder wissen, wo das Geld herkommt noch erlauben wir eine Einflussnahme der Geldgeber, ohne dass wir wissen müssten, woher genau das Geld stammt. Es ist also sehr wichtig, dass wir nicht von der Industrie verunreinigt werden.«

Der amerikanische Mobilfunkexperte und Journalist Louis Slesin, Herausgeber der »Microwave News«, war es, der Mike 2005 endgültig als von der Industrie bezahlten Berater enttarnte. Slesin hatte den Weg des Geldes verfolgt und gesehen, dass 2/3 des Gesamtbudgets von der Industrie kamen und 150 000 Dollar pro Jahr, über Mikes ehemalige Uni im australischen Adelaide abgerechnet, schließlich beim lieben Mike in Genf landeten. So wurde am 5. Juli 2005 öffentlich publiziert, dass Dr. Michael Repacholi, Koordinator des Strahlen- und Umwelt Gesundheitsreferats der WHO, 150 000 Dollar pro Jahr direkt von der Industrie bezog mit zusätzlichen Geldern für Veranstaltungen, Reisekosten und Spesen. Das heißt er hat die Regeln der WHO gebrochen, die es ausschließen, Gelder direkt von der Industrie zu beziehen.

Slesin hatte sehr gut recherchiert. Gegen diese Feststellung wehrte sich weder die WHO noch Repacholi selbst.

Dr. Michael Repacholi ging schließlich im Jahre 2006 im Alter von 62 Jahren in den wohlverdienten Ruhestand und trat seine neue Position als Industrieberater nunmehr offiziell an. Er ist immer noch ein aktiver Verfechter der »Handys sind sicher«-Position und wird nicht müde, als verlängerter Arm der Industrie zu operieren, wie sich später zeigen wird.

Übrigens wird eben jener Louis Slesin, der Mike den sprichwörtlichen Dolchstoß versetzt hat, im eigentlichen »War-Game-Memo« ganz explizit als einflussreich eingestuft. Gleich zu Beginn des vertraulichen Papiers von Burson-Marsteller heißt es:

»We have reviewed Q. Balzano's report on his visit with Drs. Lai and Singh relating to their soon-to-be-published paper titled: ›Acute Low Intensity Microwave Exposure Increases DNA Single-Strand Breaks in Rat Brain Cells‹.«

There are several key issues raised by this research:

- As a government sponsored study (NIEHS), it will have greater credibility with the media especially Louis Slesin who is a key influencer of (and source to) other reporters.

Tatsächlich wurde die journalistische Einflussnahme des Louis Slesin bereits 1993 richtig bewertet, seine Investigation zum Thema Mike Repacholi zwölf Jahre später konnte freilich nicht aufgehalten werden. Aber in den zehn Jahren bei der WHO hatte der Australier einen guten Job gemacht. Noch heute verstecken sich ganze Regierungen hinter den fatalen Fehlinterpretationen aus Repacholi's Ära bei der WHO. Später dazu mehr.

Der Australier Repacholi war in seiner Eigenschaft als Strahlenexperte auch und bereits seit 1992 Gründer und Vorsitzender der ICNIRP (»International Commission on Non-Ionizing Radiation Protection«), die wiederum mit der WHO interagierte und sich zum Schutz der Bevölkerung vor den Strahlen einen Richtwert ausgeschaut hatte, den sogenannten SAR-Wert (Specific Absorption Rate).

Einige Erläuterungen für den Laien:

- NIS (Nichtionisierende Strahlung)
- NIR (non-ionizing radiation)

Nichtionisierende Strahlung (NIS) ist eine elektromagnetische Strahlung, die nicht genügend Energie aufweist, um Elektronen von der äußeren Schale von Atomen zu entfernen. Je nach Wellenlänge unterscheidet man bei der nichtionisierenden Strahlung die ultraviolette Strahlung = UV-Licht (UV), sichtbares Licht, Infrarotlicht (IR), Mikrowellen, HF-Wellen sowie Niederfrequenzwellen.

Die Einteilung von nichtionisierender Strahlung nach Wellenlänge und Frequenz zeigt, dass der menschliche Körper im Alltagsleben in vielfältiger Weise nichtionisierender Strahlung ausgesetzt ist, die z. B. durch elektrische und elektronische Geräte sowie Hochspannungsleitungen, Handynetze, WLANs und Eisenbahnen hervorgerufen wird. Der menschliche Körper wirkt hierbei wie eine Antenne. Durch körpereigene Ionen wird der menschliche Körper leitend, wenn er elektromagnetischen Wechselfeldern ausgesetzt ist. Die Wirkungen auf den menschlichen Körper werden unter dem Begriff Elektrosmog beschrieben.

(Laut IT Wissen, Online Lexikon)

Bei dem SAR-Wert handelt es sich zweifellos um einen weiteren genialen Schachzug der Industrie. Dr. George Carlo erzählte mir, dass er mit dem damaligen CTIA-Chef Tom Wheeler und einigen Strategen des Hauses in einem Raum war, als Wheeler die Debatte begann, dass es an der Zeit sei, einen Grenzwert zum Schutz des Verbrauchers zu etablieren und gleichermaßen eine Geschäftsgrundlage für die Industrie zu schaffen … Es schließen sich, historisch betrachtet, immer wieder die Kreise.

Der angesehene Umweltmediziner Dr. Wolf Bergmann aus Freiburg schrieb am 26. 2. 2008 einen deutlichen Aufsatz unter dem Titel: »Mobilfunk – Grenzwerte: Legalisierung unbegrenzter Schädigung von Mensch und Natur.«

Darin heißt es u. a.: »Zeitgleich mit dem flächendeckenden Ausbau des Mobilfunks zu Beginn der 90er-Jahre des vorigen

Jahrhunderts wurden von einem privaten Verein von industrienahen Technikern, Ingenieuren und Physikern, der sich den Namen ICNIRP gab (International Commission on Non Ionising Radiation), Grenzwerte für die Strahlenbelastung durch Mobilfunk aufgestellt.

Diese Werte wurden 1996 vom Bundestag in der 26. Immissionsschutzverordnung zum Gesetz erhoben.

Seither berufen sich Industrie, Behörden, Politiker, Justiz und Medien auf diese Werte. Seither wird behauptet, bei Einhaltung dieser Grenzwerte bestehe keine Gefahr für Mensch und Natur durch Mobilfunkstrahlung.

Diese Behauptung ist wissenschaftlich falsch, sachlich absurd und gesundheits- und lebensgefährlich.«

Wie mir George Carlo erzählte, waren die Handys an den Zulassungsbehörden vorbei auf den Markt gekommen. Die FCC (Federal Communications Commission – sie regelt die Kommunikationswege Rundfunk, Satellit und Kabel) habe gesagt, sie vergeben nur die Sendelizenzen und hatte an die FDA (Food and Drug Administration – Lebensmittelüberwachungs- und Arzneimittelzulassungsbehörde) verwiesen. Diese habe gesagt, wir sind nur für Medikamente zuständig, und wiederum an den FCC verwiesen. Mit anderen Worten: Das allererste Handy der Welt, von Motorola in den USA zur Marktreife entwickelt, schlüpfte zwischen diesen beiden Behörden hindurch und war ohne klassische Zulassung am Markt! Die Industrie konnte seelenruhig ihre eigenen Spielregeln aufstellen.

Deshalb musste nun, da es so langsam an die Versteigerung neuer Frequenzen für die nächste Generation des Mobilfunks ging und das Netz zunehmend ausgebaut werden sollte, cin Grenzwert her, Zitat zu Wheeler:

»He just wanted a standard. The reason was because of the impending auction of the broadband spectrum. He felt that people needed to know what the standards would be so they could value their bids.«

Spätestens als sich Repacholi in seiner Doppelfunktion als ICNIRP-Vorsitzender und WHO-Projektleiter einbrachte, gingen die Regierungen auf die Chance ein, dem Verbraucher einen Schutzwert »zu verkaufen« . Und fast alle Regierungen gingen darauf ein. Fast alle … wiederum Dr. Bergmann:

»Als die neuseeländische Regierung die Werte der ICNIRP übernehmen wollte, hat Dr. Neil Cherry (Lincoln University Neuseeland) in einem Gutachten für die Regierung zu der Arbeit und den Werten der ICNIRP festgestellt: ›Ich zeige klar und schlüssig auf, dass hier eine Voreingenommenheit besteht gegen die Entdeckung und gegen die Anerkennung von schädlichen Wirkungen, die so weit geht, dass die vorhandenen wissenschaftlichen Studien, welche diese Wirkungen beweisen, ignoriert werden, und diejenigen, die man ausgewählt hat, werden falsch dargestellt, falsch interpretiert und falsch gebraucht.‹« (Neil Cherry. »Criticism of the Proposal to adopt the ICNIRP Guidelines for Cell sites in New Zealand«, 1999).

Repacholi und die WHO verklagten Dr. Cherry und verloren den Prozess. Aber wer weiß das schon?

Ein letztes Zitat von Dr. Wolf Bergmann macht das Handicap deutlich:

»Wenn Behörden oder Industrie Messungen durchführen, kommen sie stets zu dem Schluss, dass die Grenzwerte eingehalten werden. Darin steckt ein doppelter Betrug: Die Messungen sind völlig überflüssig. Denn die Grenzwerte sind derartig überhöht, dass sie von den Sendeanlagen technisch gar nicht erreicht werden können und dieses Ergebnis immer schon von vornherein feststeht. Zusätzlich wird aber von der tatsächlichen Strahlenbelastung immer nur der sogenannte Mittelwert gemessen und nicht die tatsächliche Spitzenbelastung. Das ist dasselbe Vorgehen, als wenn Sie Ihre Hand 5-mal in der Minute für 2 Sekunden in kochendes Wasser halten und sonst in 20 Grad warmes Wasser. Dann kommen die Experten und rechnen Ihnen aus, dass sie im Mittel Ihre Hand in 32,5 Grad warmes Wasser gehalten haben und deshalb Ihre Hand gar nicht verbrannt sein kann.

Dies alles bedeutet: Die Grenzwerte ermöglichen auf legale Weise die völlig unkontrollierte Schädigung mit immer neuen Frequenzen, von denen wissenschaftlich gesichert ist, dass jede einzelne Mensch und Natur schädigt. Deren Gesamtschädigungspotential ist nie untersucht worden und wird von diesen Grenzwerten natürlich überhaupt nicht erfasst. Ebenso wenig wie die Frage, in welcher besonderen Weise Kinder, Schwangere, Kranke und alte Menschen betroffen sind.«

Auch Dr. Carlo und zwei weitere Wissenschaftler, Professor Ole Johansson (Stockholm) und Professor Dimitris Panagopoulos (Athen), haben dem SAR-Wert den Kampf angesagt. Primär deshalb, weil dieser thermisch begründete Wert den Verbraucher nicht schützt. Die Probleme, die gefunden wurden, finden auf der athermischen Ebene statt. Die biologisch relevanten Reaktionen sind Zellreaktionen, die unabhängig von jedweder Wärmeentwicklung entstehen.

Bleibt abzuwarten, wann der große Bluff auffällt und verantwortlich etwas für den Verbraucher passiert, was tatsächlich seinem Schutz dient.

Wir hätten Kabel als Alternative zu WIFI, es existieren Lösungen und Patente der Industrie. Es gibt nur noch ein entscheidendes Hindernis für die Mobilfunk-Industrie. Durch die laufenden Gerichts-Prozesse in den USA kann diese es sich nicht leisten, jetzt ein Problem einzugestehen. Die Prozesse würden verloren werden und weitere Sammelklagen die Mobilfunkindustrie finanziell ruinieren. Das amerikanische Rechtssystem hat für diesen Zustand einen Namen: tacit admission of guilt, ein sogenanntes »Stillschweigendes Schuld-Eingeständnis«.

Das große, von Top-Lobbyisten ausgeklügelte Spiel, das »War-Game«, geht weiter. Ausgetragen in den absurdesten Farben.

DER WIENER SKANDAL

In seiner Ausgabe Nr. 22 im April 2008 meldete »Der Spiegel« einen Fälscher-Skandal: Eine Laborantin in den Labors der Arbeitsmedizin der MedUni Wien habe die Ergebnisse der Reflex-Studie gefälscht. Das habe der Rektor der Wiener Universität, Wolfgang Schütz, in einer Presseaussendung so mitgeteilt. Die MedUni habe die Autoren der Studie aufgefordert, ihre Veröffentlichung zur Reflex-Studie zurückzuziehen. Der Rektor habe einen Hinweis des Biologen Professor Alexander Lerchl aufgegriffen, dieser habe die Ergebnisse als »zu schön, um wahr zu sein« tituliert, woraufhin eine Untersuchung stattfand, die den Skandal ans Licht gebracht habe. Die aufsehenerregenden Studien wurden als Werk einer Schwindlerin dargestellt.

Im Sommer des Jahres 2008 legte der Spiegel nach (Ausgabe 35/2008): »Die Favoritin des Professors« hieß es da in der groß aufgemachten Überschrift. In Ermangelung eines Bildes und wohl auch wegen der rechtlichen Brisanz der Story hatte der Spiegel im oberen Teil der Reportage eine telefonierende Schönheit neben ein Laborbild, das den Arbeitsmediziner Professor Hugo Rüdiger zeigt, gesetzt und im Artikel behauptet, die Laborantin habe die Fälschung »aus Liebe zu ihrem Professor« begangen. In der Unterüberschrift heißt es weiter: »Wiener Forscher wollen nachgewiesen haben, dass Mobilfunk Erbgut schädigt – mit offensichtlich gefälschten Studien. Der Fall ist ein Lehrstück im Umgang mit hartnäckigen Tricksern. Wer soll Betrugsfälle aufklären, wenn die Wissenschaft selbst damit überfordert ist?«

Was die Kollegen in Hamburg allerdings ignoriert haben, war ein inzwischen sehr umfangreich erschienener Artikel im österreichischen Politmagazin »profil« (Ausgabe 27, vom 30.6.2008), in dem die Autorin und Wissenschaftsjournalistin Tina Goebel unter dem Titel »Strahlenschmutz« die Affäre um die angeblich gefälschten Studien wieder aufgreift und einige Auffälligkeiten in ein völlig anderes Licht rückt.

Die Journalistin Tina Goebel recherchierte seit vielen Wochen zum Thema »Mobilfunk und Gesundheit« und war mit den in Wien laufenden Studien im Krebsinstitut der Uni Wien vertraut, als der sogenannte Skandal durch die Medien ging. Sie sagte mir später, sie sei sehr überrascht gewesen, wie wenig sorgfältig einige Presse-Kollegen damit umgegangen seien und oftmals ungeprüft Informationen veröffentlichten. Sie hatte aber mittlerweile den Krebsforscher Professor Dr. Wilhelm Mosgöller kennengelernt, der im Auftrag der Wiener Versicherungsanstalt AUVA (Allgemeine Unfall Versicherungs Anstalt) ebenfalls unter Nutzung der bei der Reflex-Studie zur Anwendung gekommenen Expositionsanlagen und einigen Teammitgliedern aus dem Labor der Arbeitsmedizin weiterführende Forschung koordinierte. Die Versicherungsanstalt war sensibilisiert und daran interessiert, ein Risiko für Handynutzer, die berufsbedingt das Handy nutzten und gegebenenfalls Anspruch auf Versicherungsleistungen haben, auszuschließen.

Der Studienkoordinator für die AUVA-Studie, Professor Dr. med. Wilhelm Mosgöller, war von Anfang an im Wiener Skandal voll involviert. Die Hälfte der angeschuldigten Daten sind unter seiner Projektleiterschaft entstanden. Was niemand wusste: Er hatte die brisanten Daten (DNA-Brüche) längst in einem zweiten Labor mit anderen Wissenschaftlern und Assistenten überprüfen lassen. Die Zellen wurden ins zweite Labor gebracht, die Erstbefunde wurden stimmig bestätigt. Prof. Mosgöller dazu: »Es kann kein Zufall sein. Alle vier geprüften Zelllinien verhielten sich im zweiten Labor analog zum ersten, das heißt die Strangbrüche waren echt.«

Wilhelm Mosgöller regte bei der profil-Journalistin an, den eigentlichen Stein des Anstoßes intensiv zu recherchieren, nämlich die angeblich durch die Laborassistentin Elisabeth K. gefälschten Daten. Schließlich war Tina Goebel im Thema Wissenschaft und Mobilfunk recherchierend unterwegs, da konnte sie den angeblichen Skandal als sorgfältige Journalistin ohnehin nicht ignorieren. Die Spur führte zu Alex Pilger und war eine seltsame Entdeckung des Laborleiters in der Medizinuniversität im AKH, einem der größten Krankenhäuser Europas. Auf dem Arbeitstisch der Assistentin K. fand Herr Pilger ein Notizheft, in dem die junge Frau Zahlencodes aufgelistet hatte. Solche Codes dienen der sogenannten Doppelverblindung wissenschaftlicher Studien, um eben Manipulationen auszuschließen. Doch in dem von Pilger vorgefundenen Notizheft waren die Codes entschlüsselt, woraus man schloss, die Assistentin habe nicht nur die Codes geknackt, sondern die Studienergebnisse aktiv verfälscht.

Studie gefälscht? Pilger und der von ihm informierte provisorische Leiter der Arbeitsmedizin, Christian Wolf, führten erst ein »klärendes« Gespräch mit Frau K., nachdem sie auch den Rektor von dem Fälschungsfall unterrichtet hatten. Dabei soll die Laborassistentin angeblich gestanden haben, die entschlüsselten Codes bereits seit Jahren zu kennen. Das hätte aber bedeutet, dass seit Jahren die Daten, die mit den gleichen Expositionskammern und Codes durchgeführt wurden, gefälscht waren.

»Um einen nachhaltigen Imageschaden von der Medizinischen Universität abzuwenden«, ging nun Rektor Schütz mit einer Presseaussendung an die Öffentlichkeit:

Er bat Hugo Rüdiger als Leiter der Wiener Teilstudie sowie den Koordinator des Reflex-Projekts, den Münchener Medizinprofessor Franz Adlkofer, ihre Studienergebnisse zurückzuziehen.

Sowohl Rüdiger als auch Adlkofer waren bereit, von ihren Studienergebnissen zurückzutreten, obwohl sie nach wie vor von der Richtigkeit der Daten überzeugt sind.

»Ich habe über 400 Publikationen veröffentlicht, und es

wäre kein persönliches Drama, zwei davon zurückziehen zu müssen«, sagt der seit Jahresbeginn emeritierte Rüdiger. »Aber es geht hier nicht um das Liebesleben der Maikäfer.«

Doch gleich mehrere in der Zwischenzeit bekannt gewordene Auffälligkeiten des Falles veranlassten sie, von ihrem Vorhaben Abstand zu nehmen: Erstens wurde bekannt, dass der Leiter einer von Rektor Schütz einberufenen dreiköpfigen Untersuchungskommission ein Jurist der Mobilkom ist. Den Namen wollte Schütz nicht preisgeben.

Zweitens war seltsam, dass die Kommission von jenen neun Studien, an denen Frau K. mitgearbeitet hatte, nur jene zwei Untersuchungen aus dem Reflex-Projekt begutachtet hatte, die auch auf internationale Kritik gestoßen waren.

Drittens wurde bekannt, dass das Geständnis ein Gerücht war. Die Laborantin hat nie – wie in den Medien verbreitet – Fälschungen der Reflex-Studie gestanden. Sie gab lediglich zu, im April des Jahres von einer Kollegin erfahren zu haben, wie einfach die Codes der Expositionsmaschine zu knacken seien. So steht es im Protokoll der MUW Kommission.

Frau K. gegenüber profil: »Ich arbeite seit Jahren mit dieser Maschine, deshalb wollte ich es genau wissen, ob das mit dem ›Code knacken‹ stimmt, was mir die Kollegin erzählt hat. Das ist einem ja nicht egal.«

Sie habe im vergangenen April selbst eine Testreihe gestartet, um herauszufinden, ob die Codes tatsächlich so leicht geknackt werden könnten, wie von der Kollegin behauptet. Erst wenn sie sich dessen sicher sein sollte, wollte sie sich an den Laborleiter wenden, sagt die Frau.

Doch dazu sei es nicht mehr gekommen, nachdem Laborleiter Pilger in ihrer Abwesenheit das Notizheft entdeckt hatte.

Als Prof. Mosgöller davon erfuhr, ließ er sich diese Darstellung von der Laborantin, die inzwischen selbst gekündigt hat, schriftlich bestätigen.

Darin heißt es: »Ich erkläre, dass die von Prof. Wolf und DI Pilger unterschriebene Erklärung vom 5.5.2008 – dass ich seit zwei Jahren den Code der Expositionskammer gekannt und somit nicht unter Blindbedingungen gearbeitet habe – unrichtig ist.«

Wahr sei vielmehr, dass sie erst im vergangenen April (2008) realisiert habe, wie man herausfinden könne, in welcher der beiden Expositionskammern die Bestrahlung erfolgt. Die beiden im Rahmen des Reflex-Projekts durchgeführten Handystudien habe sie »ausnahmslos unter Doppelverblindung durchgeführt und ausgewertet«.

Dieses Schreiben legte Rüdiger am 19. Juni 2008 einer neuen, von Rektor Schütz einberufenen Kommission vor, welcher der Jurist der Mobilkom nicht mehr angehört.

In dieser Sitzung wurde erstmals klar, dass es das behauptete Geständnis der Laborassistentin nie gab. Doch noch während der Sitzung tauchte plötzlich eine neue, angeblich ebenfalls im Labor gefundene Unterlage mit entschlüsselten Codes auf – diesmal allerdings datiert mit dem Jahr 2005. Frau K. sagt, sie habe dieses Papier weder verfasst noch jemals gesehen.

Der Rat kommt in seinem Endbericht, der im April 2009 vorgelegt wurde, zu folgendem Ergebnis: »Der Rat für Wissenschaftsethik konnte keine Beweise dafür erbringen, dass mit Hilfe der festgestellten Kenntnis der in Rede stehenden Labormitarbeiterin, wie die Verblindung der Befeldungskammern gebrochen werden kann, Daten bewusst gefälscht oder fabriziert wurden. Eine Datenfälschung oder -fabrikation wurde von der betreffenden Mitarbeiterin mehrfach bestritten und sie wurde von einer anderen Auskunftsperson diesbezüglich – auch mit dem Hinweis auf die ordnungsgemäß erfolgte Codierung der Objektträger und damit auf die zweite Verblindung – entlastet.«

Eigentlich ein Freispruch, aber hinter den Kulissen ging es freilich munter weiter. Den Grund dafür liefert der Initiator des Wiener Skandals, der als Mobilfunk-Fürsprecher bekannte Biologe Professor Alexander Lerchl selber. In seinem Buch »Fälscher im Labor und ihre Helfer: Die Wiener Mobilfunk-Studien – Einzelfall oder Symptom?« schreibt er: »Die Ergebnisse von Diem et al. waren also in der Tat Besorgnis erregend. Sollten sie sich bestätigen, wäre dies nicht bloß ein Alarmsignal, sondern der Anfang vom Ende des Mobilfunks, da DNA-Schäden die erste Stufe zur Krebsentstehung sind.« Mit anderen Worten: Es kann also nicht sein, was nicht sein darf.

Tina Goebel erzählte mir später, dass viele Kollegen sie gefragt hätten, ob sie keine Angst habe, dass bei ihrer Zeitschrift Anzeigenkunden aus der Mobilfunk-Industrie ausbleiben könnten und sie keinen diesbezüglichen Druck im Hause »profil« verspüre. Die junge mutige Frau fühlt sich in ihrer Haut völlig wohl und meinte, sie habe absolute Rückendeckung ihres Chefredakteurs. Wohl aber habe sie mit Wissenschaftlern gesprochen, die meinten, sie würden vom heißen Eisen Mobilfunk lieber die Finger lassen, denn »Wenn sie etwas finden sollten, bekommen sie garantiert ein Problem mit der Mobilfunk-Lobby!«

Nachdem das Institut für Arbeitsmedizin der Wiener Medizinuniversität Auswirkungen von Handystrahlung auf das Erbgut menschlicher Zellen untersucht hatte, gingen die Zellen an das Institut für Krebsforschung. Dort wurden an denselben Zellen mit einer anderen Methode nicht Auswirkungen auf die DNA, sondern auf die »Proteinexpression« im Zellplasma untersucht. »Und unsere Daten passen mit denen der Arbeitsmedizin zusammen«, sagt Christopher Gerner, der die »Proteomics-Analysen« durchgeführt hat. Insgesamt wurden bei den Studien vier unterschiedliche Zelltypen verwendet: Krebs- und Bindegewebszellen sowie weiße Blutkörperchen in aktiviertem und inaktiviertem Zustand.

Die weißen Blutkörperchen waren gegenüber der Funkstrahlung beinahe resistent, an den aktivierten Zellen zeigten sich keine oder nur geringe Auswirkungen.

Anders bei den Krebs- und Bindegewebszellen, sie zeigten eine deutlich erhöhte Proteinexpression.

»Die Effekte treten zwar erst nach acht Stunden Bestrahlung auf, dann aber sehr deutlich«, erklärt Gerner.

Mosgöller dazu: Die Protein-Daten passten stimmig zu den angeschuldigten DNA-Daten, damit ist an sich jeder Fälschungsvorwurf gegen die DNA-Daten der Arbeitsmedizin hinfällig.

Die Übereinstimmung zwischen Proteinforschung und DNA-Forschung überzeugte den Projektkoordinator. Bei den inaktiven weißen Blutkörperchen zeigte sich übereinstimmend keine Veränderung. Auch die anderen Ergebnisse stimmen jeweils mit der Proteinexpression überein – was laut Gerner auch so sein müsse. Relativ ruhige Zellen zeigen aufgrund geringer Aktivität weniger Anfälligkeit für stressbedingte »Betriebsstörungen« als aktive Zellen. Denn wenn der DNA-Strang einer sehr aktiven Zelle bricht, was im menschlichen Körper ständig passiert, werden verschiedenste Stoffe aktiv, die das kaputte Erbgut reparieren. Und eben diese Stoffe wurden beim Projekt »Proteomics« gefunden. Damit bestätigten diese Untersuchungen die Daten der Arbeitsmedizin stimmig.

Da die Untersuchungen außerdem ergeben haben, dass gewisse Zelltypen gegen Mobilfunkstrahlung resistent sind, liefert das Projekt von Mosgöller einen möglichen Grund dafür, weshalb in der Vergangenheit Studien mit und ohne EMF-Expositions-Effekte publiziert wurden. Aber »Ein Ergebnis bei einer Zelllinie hebt ja das positive Ergebnis in einem anderen Fall nicht auf.« Wenn man mit einer Pistole in die Luft schießt, stirbt niemand, aber das ist kein Grund, den Effekt von Schusswaffen anzuzweifeln.

Die Irrtümer und Fehler, die beim Fälscher-Skandal von Wien passierten, wurden nie vom Rektor der Medizinischen Universität Wien öffentlich korrigiert, was dazu führen sollte, dass der Wiener Skandal Einzug hielt in die Mobilfunkprozesse in Washington. Wie wir später erfahren werden, nutzten die Industrieanwälte diese Story vor Gericht, um die geladenen Wissenschaftler aus Wien zu diskreditieren.

JURISTISCHER WENDEPUNKT/ DER STRIPPENZIEHER

Meine Geduld bekam eine für mich selbst überraschende neue und nie gekannte Qualität. Aber zehn Jahre nach der ersten Klage-Einreichung von Morganroth & Morganroth kam es endlich zu einer vielversprechenden Wende. Mein Freund George Carlo, der einst ins Thema Mobilfunk eingestiegen war, als lediglich 15 Millionen Amerikaner ein Handy benutzten (weltweit waren es 1993 nur 35 Millionen, allein in Deutschland gibt es heute über 120 Millionen Handyverträge), schrieb mir am 23. April 2011 eine vertrauliche und aufregende E-Mail:

»Es gibt nun eine entscheidende Bewegung an der Mobilfunk-Prozess-Front hier in den Vereinigten Staaten, und ich werde ab dem 1. Mai wieder voll involviert sein. Das Gerichtsverfahren ist zu dem größten Schadensersatzverfahren in der Geschichte angewachsen. Es wird den künftigen Umgang mit Produkthaftung verändern, sowohl in den Vereinigten Staaten als auch in der Welt.

Was ist passiert? Die sechs Gehirntumorfälle der Kanzlei Morganroth & Morganroth haben sich ins Stadium der Endermittlung bewegt, d. h. sie sind endgültig am Washington D. C. Superior Court vorwärtsgegangen. Ich bin der Haupt-Beratungs-Experte und werde die Beweise zusammenstellen, die Experten auswählen und diese auch unterweisen, respektive trainieren, sowie die für die Prozesse relevante Wissenschaft in der Entwicklungsgeschichte von Anfang bis Ende detailliert darstellen.

Ich werde eine zentrale Rolle einnehmen, und die Daten zum Wirkmechanismus, die wir in den letzten zehn Jahren während unserer fortlaufenden Arbeit gesammelt haben – aber vertraulich gehalten haben –, werden nun der zentrale Punkt bei diesen Fällen sein.

Die Gegenseite hat keine Ahnung, was wir hier in den Händen halten, und diese konsolidierte Wissenschaft wird dazu führen, dass diese Fälle gewonnen werden. Ich bin sicher, dass wir uns nunmehr auf der Siegerseite bewegen.«

Selten hatte ich George Carlo so siegessicher erlebt, aber hier hatte ich es schwarz auf weiß. In der Tat waren die meisten Meilensteine dieser Auseinandersetzung hinter den Kulissen passiert, beide Seiten hatten enorm gepokert, denn es ging ja nicht nur um die sechs Gehirntumorfälle der Kanzlei Morganroth & Morganroth.

In seiner E-Mail vom 23. April 2011 fuhr George Carlo fort: »Zwei weitere Schadensersatzfälle wurden in Washington D.C. von anderen Anwälten eingereicht und sind beim gleichen Richter konsolidiert. Das Interessante daran ist, dass diese Anwälte aus der ehemaligen Tabak-Klage-Gruppe stammen und sie eine weitere Klageform einbinden, die sogenannte »Volontary-Multi-District-Litigation (VMDL). Das ist eine Form von ›Verbrauchersammelklage‹ (›class action‹), ohne bei einem Federal Court zu sein.«

Unter der industriefreundlichen Bush-Regierung war das Recht der Verbraucher auf eine derartige Form der Sammelklage eingeschränkt worden, diese Anwälte hatten aber dennoch eine neue Möglichkeit ausgespielt, im ganzen Land Kläger einzusammeln, um sie dann in den Endermittlungs-Prozess einfließen zu lassen.

George schreibt weiter: »So werden tausende individuelle Fälle aus allen Staaten eingesammelt und unter demselben Schirm abgewickelt! Nach vielen Diskussionen haben sich Morganroth dafür entschieden, sich dieser Gruppe anzuschließen und mit ihnen zusammenzuarbeiten als Teil eines Führungsgremiums, bestehend aus insgesamt fünf Anwaltskanzleien. Dafür gibt es viele Gründe, aber der wichtigste ist, dass wir nicht wollen, dass diese Jungs unseren sechs Originalfällen schaden. Das VMDL konzentriert sich auf Publicity, und sie werden alle möglichen verrückten Sachen anstellen, um eine öffentliche Wahrnehmung für diese Fälle zu erzielen. Ich persönlich werde nicht direkt für die VMDL arbeiten, sondern ausschließlich für Morganroth. Dadurch können wir unsere Informationen als unser geschütztes Eigentum halten. Diese VMDL-Anwälte sind mir ein wenig zu schlüpfrig, und bevor wir nicht genau wissen, wie die arbeiten, sind wir sehr vorsichtig, was unseren eigenen Informationsstand anbelangt.«

Hier war also Ärger vorprogrammiert. Aus einem späteren persönlichen Gespräch mit George Carlo weiß ich, dass er in der »Discovery-Phase« einen der neu involvierten Anwälte als Arschloch beschimpft hat. Es ist natürlich ein schmaler Grat, im amerikanischen Rechtssystem zwischen Gerechtigkeit und Geschäft zu unterscheiden. Und auch in Georges Brust wohnen zwei Seelen. Da ist der Mediziner und Forscher, der der Menschheit etwas Gutes tun will, und da ist der Jurist, der mit den Holprigkeiten eines aus Sicht der Europäer reichlich abgefahrenen Rechtssystems strategisch umgehen muss, um dadurch an sein Ziel zu kommen.

Und da ist ein mittlerweile übermächtiger Gegner, den es zu bekämpfen gilt. Obwohl dieser Gegner – betrachtet man die Umsatzzahlen – schon längst gewonnen hat. Inklusive das nahezu uneingeschränkte Vertrauen der Menschen. Mit einer Technik, die in einer Art und Weise Einzug gehalten hatte in unser Leben wie keine andere Technik vorher. Mit einem geschätzten weltweiten jährlichen Umsatzvolumen von 17 000 Milliarden Dollar oder 17 Billionen.

Diese Stärke zu demonstrieren, war ein Teilaspekt der Mobilfunkindustrie, als tatsächlich vierzig zumeist international agierende und renommierte US-Kanzleien engagiert wurden, um den sich anbahnenden größten Schadensersatzprozess aller Zeiten, größer als Tabak, größer als Asbest, möglichst noch abzuwenden. Global law firms, Kanzleien wie Sidley Austin

LLP (1800 Fachanwälte in 18 Kanzleien weltweit); Akin Gump Strauss Hauer & Feld LLP oder Kirkland & Ellis LLP, die selbst Milliarden umsetzten mit ihren Industrie-Großkunden auf der ganzen Welt.

Nur wenige Tage später, am 27. April 2011, schrieb mir George eine weitere E-Mail, in der er vorschlug, dass wir wieder einen Film zum Thema erarbeiten sollten. Er versuchte, mir nochmals die herausragende Bedeutung der neuen juristischen Situation zu schildern, indem er ausführte: »Dieser Rechtsstreit mit seinem VMDL-Konzept, kreiert eine neue Alternative zu dem regulären »class action« (Verbrauchersammelklagen-)Verfahren. Das ist ein Präzedenzfall, und er wird alle Verbraucher sowie die meisten Geschäfte als auch die meisten Regierungen berühren. Es ist der größte Schadensersatzprozess in der Geschichte.

Die wissenschaftlichen Daten, die den Mechanismus aufdecken, wie Handys Krebs erregen können, sind nobelpreisverdächtig. Die Elemente zusammenzubringen, wie es in diesem Gerichtsverfahren der Fall sein wird, ist ebenfalls ein Präzedenzfall.

Der Einfluss dieser Verfahren auf das gesamte Rechtssystem wird sehr breit gestreut sein. Es wird die Produkthaftung und die Versicherungs-Haftung der Zukunft verändern. Der Rechtsstreit wird sicher neue Gesetzgebungen hervorbringen, gesponsert von der Industrie, um von ihrer Haftung abzulenken.«

Zu diesem Zeitpunkt gab es noch keine richterliche Order am D. C. Superior Court, aber es war offensichtlich, dass die Messer gewetzt wurden hinter den Kulissen. Die Tatsache, dass die Gehirntumor-Fälle der verschiedenen Kanzleien vom Gericht zusammengefügt wurden. Die Tatsache, dass die Zahl der involvierten Anwälte auf Seiten der Industrie auf über 100 anstieg. Die drohenden Sammelklagen und die Vereinigung der Kanzleien auf der Klägerseite. Für einen Experten und Strategen wie George Carlo war der Trend klar abzulesen.

Er vertraute mir später einmal an, dass natürlich auch Geld eine Rolle gespielt habe. Die nun partnerschaftlich operierenden Klägeranwälte hätten einen Fond von einigen Millionen aufgelegt, um auch finanziell die große Herausforderung zu stemmen. Das amerikanische System sieht, wie erwähnt, vor, dass die Anwälte die laufenden Kosten tragen. Dafür kassieren sie auch einen gehörigen Anteil am Kuchen. Rund ein Drittel aller eingeforderten Schadensersatz-Beträge würde im Falle eines Sieges den Anwälten zufließen.

Dann wurde es wieder verdächtig ruhig. Ich hatte mir verschiedene Szenarien ausgedacht, wie wir einen Film zum Thema realisieren könnten, und George hatte seinerseits angeregt, die verschiedenen Phasen der anstehenden »Discovery« festzuhalten. Er schlug einen Drei-Stufen-Plan vor, um einen Film zu produzieren, der, wie er meinte, einzigartig auf der Welt sein würde. Teil 1 des Films sollte sich mit dem Thema beschäftigen »Wie Handys Krebs erregen können«, und dies unter dem Aspekt des Gerichtsverfahrens wie eine Beweisführung erörtern. Teil 2 sollten wir so anlegen, dass wir »Die Auswirkung auf die Bevölkerung und die Gesellschaft« aufführen, und im letzten Teil schlug er vor, den Menschen eine Lösung anzubieten, wie sie sich schützen könnten.

Ich hatte die »leichte Aufgabe«, für die Sache Finanzpartner zu finden und vorzugsweise so schnell wie möglich mit der Produktion zu beginnen.

Herrlich. Nur leider will das Thema keiner hören. Die Medien waren sich einig: Es gibt kein Problem. Ich war inzwischen durch meinen ersten Film im Thema für einige Partnerschaften mit TV-Sendern völlig ungeeignet, zumal sich Mobilfunkriesen immer häufiger an privaten Sendeanstalten beteiligten oder sich – siehe meine Erfahrung mit der ARD – durch groß angelegte Sponsor-Verträge als nicht angreifbarer Partner etabliert hatten. Und die mutigen Kollegen unter den leitenden Redakteuren waren so ziemlich ausgestorben. Oder, wie im Falle eines Yves Janneau, ganz ausgestiegen beim Sender, um ihr eigenes Ding zu machen. So hatte Yves Jeanneau nun endgültig seinen Fulltime-Job als Leiter des international zunehmend erfolgreichen Dokumentarfilm-Festivals namens »Sunny Side of the Doc!«

Schönen Dank. Ich hatte ein exklusives Thema mit exklusiven Informanten, doch eine ziemlich aussichtslose Position, diesen Film finanziert zu bekommen. Selbst der damalige Chefredakteur beim Spiegel, Stefan Aust, hatte mir zu erkennen gegeben, dass ein Handythema quasi nicht durchzusetzen sei, weil die Industrie durch ihre Anzeigen einen erheblichen Teil des Blattes und seinen angeschlossenen Medien finanziere. So läuft die Realität.

Und zum anderen Teil der Realität gehört, dass das Faszinosum Smartphone spätestens seit 2007, als Steve Jobs seinen ersten kleinen Alleskönner vorgestellt hatte, einen scheinbar unaufhaltsamen Siegeszug angetreten war. Über fünf Milliarden Handyverträge gab es damals weltweit. In der westlichen Welt gab es bereits mehr Handys als Einwohner, Babys und ganz alte Menschen mitgezählt. Das Handy wurde nun multimedial benutzt. Als Kleincomputer konnte es nicht nur Kurzmitteilungen und E-Mails empfangen und absetzen, telefonieren und fotografieren, Videos erstellen und versenden, TV-Programme anschauen usw.; es wurden seit dem Smartphone auch zunehmend ganze Geschäfte über die immer leistungsfähigeren Geräte abgewickelt. Wer will da von Gesundheitsproblemen hören? Ist viel zu wenig sexy das Ganze!

Dennoch. Nur wenige Menschen hatten eine Kenntnis von dem juristischen Sachverhalt, der in Washington im Handythema passierte. Und dann kam eine richterliche Order, die die Industrieanwälte mit allen Mitteln zu verhindern versucht hatten und die George Carlo mir per E-Mail schickte: Am 14. Juli 2011 ordnete der ehrwürdige Richter A. Franklin Burgess jr. an, dass die letzten Versuche der angeklagten Industrie gescheitert seien, die Prozesslawine abzuwehren. Die meisten dementsprechenden Anträge der Industrie wurden von diesem Richter abgelehnt. In einer 86-seitigen Begründung führte er unter anderem an, dass z. B. der Industrieverband CTIA, vertreten durch den damaligen Präsidenten Tom Wheeler, in einem Fernsehinterview selbst von »unserer Industrie« gesprochen habe und dass der Verband schließlich einem gewissen Dr. Carlo insgesamt 28,5 Millionen Dollar bezahlt habe für Forschung über die Handy-Sicherheit. Und dass Dr. Carlo letztendlich Studien durchführte, die potentiell nachteilig zur behaupteten Position des CTIA und der Handyhersteller sowie der Mobilfunk-Betreiber gewesen sei.

Mithilfe des Verbandes sei gewissermaßen eine verschworene Einheit in der Industrie entstanden, die gemeinsam das Design, die Herstellung und Erzeugung, die Verbraucherplattformen sowie das Marketing und den Verkauf kontrollieren. Insofern sei z. B. der Vorwurf der Konspiration haltbar.

Richter Burgess war der Argumentation der Anklage gefolgt, wonach es schließlich der CTIA sei, der seine Kontrolle über die Herstellung der Handys auch dadurch verstärkt, dass er seinen Mitgliedern erlaubt, einen offiziellen CTIA-Zulassungsstempel für die Markt-Zulassung der Handys zu verwenden. Sehr starker Tobak, deshalb an dieser Stelle ein Auszug aus der richterlichen Bewertung, warum die CTIA auf die Anklagebank gehört und warum der Vorwurf der Konspiration, ergo Verschwörung, haltbar sei:

»Das Gericht kommt zum Schluss, dass die Klageschrift ausreichend darlegt, dass es konspirative Verabredung zwischen der CTIA und den angeklagten Herstellern sowie Betreibern dieser Drahtlos-Technologien gibt.«

Erstens, die Paragrafen 59, 60 und 147152 der/des FAC (»Fourth Amended Complaints«, Vierte Klage-Fassung) führen hinlänglich die Bildung einer Vereinbarung, deren betrügerische Absicht und die daraus folgenden Vergehen an. Paragraf 157 macht die daraus resultierenden Schäden geltend.

Zweitens wird mit hinreichender Sorgfalt die Beteiligung der Angeklagten und des CTIA an unerlaubten Handlungen dargelegt. Um diesen Entschluss zu begründen, wird das Gericht zunächst einige der entsprechenden Anschuldigungen der Klage zusammenfassen.

Wesentlich für die Konspirations-Anschuldigungen der Kläger ist der Paragraf 49, der wie folgt lautet:

»Der Handymarkt funktioniert auf klassisch oligopolistische Art und Weise. Hierbei werden fast alle produzierten Handys direkt von den Handyfirmen oder ihren Vertretern aufgekauft. Mobilfunkdienste und Mobiltelefone werden jedoch im Paket verkauft, wobei die Handys dann unter Selbstkosten verkauft werden, um jeden anderen Handyhersteller vom Verbrauchermarkt abzuhalten. Ihren Vertretern gewähren sie dabei Rabatte, um diese niedrigen Verkaufspreise der Handys decken zu können. Diese Kopplungsvereinbarung gibt Handyfirmen, zusammen mit dem CTIA, faktisch die Kontrolle über den gesamten Handyausrüster-Markt und verleiht ihnen die Macht, Handys zuzulassen oder abzulehnen, die ihren Vorgaben nicht entsprechen. Diese Marktmacht wurde in einem am 24. Juli 2001 erschienenen Artikel der ›San Diego Union-Tribune‹ bestätigt, worin ein Vertreter von Motorola mit den Worten ›Handyhersteller konkurrieren lediglich beim Stil und der Marke‹ zitiert wird. Der Betrieb und der Besitz einiger dieser nicht-produzierenden Angeklagten sind bereits durch mehrere Iterationen/Wiederholungen gegangen (siehe FAC Paragraf 413). Da die Angeklagten nicht geltend gemacht haben, dass diese verschiedenen Körperschaften nicht haftbar gemacht werden können, weil sie keine Rechtsnachfolger sind, nicht dieselben Interessen verfolgen oder aufgrund ihres Eigentums an anderen Körperschaften nicht haftbar gemacht werden können, erachtet es das Gericht in diesem Stadium als nicht erforderlich, schon über persönliche Haftung zu sprechen, besonders hinsichtlich ihrer Beziehung zu den Mobilfunkbetreibern.

Die Kontrolle über die Herstellung von Mobiltelefonen wird darüber hinaus durch das CTIA-Testprogramm weiter begünstigt, da dem Hersteller dadurch das Recht gewährt wird, das CTIA-Gütesiegel auf dem zugelassenen Handy zu platzieren. Zudem testen die angeklagten Betreiber die Handys bereits, noch bevor sie sie in ihre Netzsysteme aufnehmen. Deshalb hatten die Angeklagten zu allen Zeiten die Kontrolle inne, von der Planung angefangen, über die Fertigung, die Präsentation, die Produktion, die Vermarktung bis hin zum Verkauf von Mobiltelefonen.

Die Klageschrift führt zudem an, dass die ›Mitglieder‹ des CTIA 28,5 Mio. $ zu den Forschungen von Dr. George Carlo über die Sicherheit von Handys beigesteuert haben. Dr. Carlo führte schließlich Studien durch, ›die möglicherweise nachteilig für die von der CTIA, der Handyhersteller und der Betreiber vertretenen Positionen waren.‹

Thomas Wheeler vom CTIA sprach in der ABC-Serie ›20/20‹ von ›unserer Industrie‹, stellte streitbare Fragen, um herauszufinden, ob es wirklich Auswirkungen auf die Gesundheit gab.

Diese Angaben sind ausreichend, um die berechtigte Schlussfolgerung ziehen zu können, dass die Hersteller und die Nicht-Hersteller jedenfalls eine enge Verbindung miteinander haben und jeder eine enge Zusammenarbeit mit dem CTIA betreibt. Während also in Paragraf 16 vom CTIA noch unpräzise von ›einem Fachverband‹ die Rede ist, wird einiges klarer, wenn man diesen Paragrafen im Kontext des Verhältnisses zwischen den angeklagten Herstellern und Nicht-Herstellern betrachtet und ihrer Beziehung zum CTIA, wie in Paragraf 49 und den anderen zitierten Paragrafen beschrieben. Dann nämlich wird klar, dass der CTIA der Fachverband all dieser Beschuldigten ist. Die spezifischen Anschuldigungen über das Abkommen, um betrügerische Zwecke zu fördern, siehe z. B. Paragraf 59a und c, 60, 14752, sind wiederum hinreichend genau – wie in den Anschuldigungen in Paragraf 49 und die anderen Anschuldigungen, die das Gericht aufgezählt hat, angegeben –, um die Beteiligung an einer Verschwörung durch die angeklagten Hersteller und Nicht-Hersteller geltend zu machen«.

Durch diese richterliche Order vom 14. Juli 2011 war klar, es ging allen big Players der Branche an den Kragen. Ein Durchbruch für die Klägeranwälte zehn Jahre nach Klageeinreichung!

DAS EXPERTENTEAM – EIN NEUER FILM ENTSTEHT

Wien im Sommer 2013. Meine erste Begegnung mit dem Krebsforscher Professor Dr. med. Wilhelm Mosgöller. Unweit des Sigmund-Freud-Museums in Wien hat sich der Forscher ein unspektakuläres kleines Büro eingerichtet. SCIgenia ist seine Antwort auf die Entwicklungen an der Med. Uni Wien. Der Koordinator der Athem 1 Studie, die quasi die Reflex-Studie bestätigt hatte, war im Sog des sogenannten Wiener Skandals zunehmend geächtet worden. Seine Arbeitsbedingungen an der Universität gleichen einer Folterkammer, denn Mosgöller ist Allergiker und sein Büro in der alten Med. Uni war von jenen Schimmelpilzen befallen, die auf seiner Allergieliste prangten. Auf dem Dienstweg war das Problem kaum zu lösen. Aber Mosgöller ging mit dieser höchst subtilen Form des Ausschließens, Übersehens und Ignorierens Zug um Zug strategisch um.

Er hatte Verbündete, immer noch. Menschen, die seine Kompetenz anerkannten und nutzten …

Einer davon war der Ingenieur und Dr. der Physik Molla-Djafari, seines Zeichens Fachreferent für elektromagnetische Felder bei der AUVA, der in Wien ansässigen Allgemeinen Unfall Versicherungs Anstalt.

Er war maßgeblich daran beteiligt, dass die Mobilfunkforschung hier in Wien noch weitergehen konnte. Die AUVA genehmigte nach dem ATHEM 1 Projekt auch Athem2 unter dem Projektkoordinator Wilhelm Mosgöller!

Bei meinem ersten Besuch in seinem »Institut« wirft der Professor mir sein Studiendesign für Athem 2 per Projektor an die Wand. An der gegenüberliegenden Wand über ihm steht der Spruch: »Heute ist der Tag, an dem die Zukunft beginnt.« Treffender konnte er seinen Humor nicht festmachen.

Hier saß ein Mann vor mir, dem übel mitgespielt worden war, der aber nie den Glauben an die Zukunft verlor. Er war sich immer bewusst, dass seine Forschung nach den eigentlichen Mechanismen, wie EMF Krebs erzeugen können, aus einer wissenschaftlichen Notwendigkeit heraus entstanden war.

Zitat Professor Mosgöller: »Es geht hier nicht für oder gegen Mobilfunk. Es geht nicht um die Frage: Ist es jetzt schädlich, ja oder nein? So kann man ein Problem nicht beantworten. Sondern es geht einfach darum, dass man die Dinge, die uns die vergangenen Experimente aufgetischt haben, verstehen lernt, indem man sie weiter nachuntersucht. Und da sind wir in Österreich sicher schon in einer besonderen Situation, weil ich ja weltweit registriere, dass die systematische Mobilfunkforschung abgedreht wird. Und wir haben hier quasi die besondere Situation, dass es hier noch weitergeht.«

Professor Mosgöller erklärte sich sofort bereit, für Filmarbeiten zur Verfügung zu stehen, und genehmigte mir, die Forschungsarbeiten zu Athem 2 filmisch begleiten zu dürfen. Es war ein Weg, zu verhindern, dass erneute Fälscher-Vorwürfe aufkommen, schließlich dreht die Kamera authentische Situationen.

Es war schon verrückt, dass diese Versicherung die Forschung weiter betrieb. Die AUVA ist ein staatliches Unternehmen, und bisher hatte ich den Eindruck, dass der Staat wenig an der Forschung interessiert war. Aber es war so, dass in Italien ein Manager einen Prozess durch alle Instanzen brachte und gewann. Die italienische Schwester der AUVA musste einem Kläger eine Berufsunfähigkeitsrente zahlen, weil ein Gericht den Zusammenhang von Mobilfunkgebrauch und der Tumordiagnose anerkannte. Nur weil die Versicherungsanstalt AUVA die Forschung ermöglicht, kann Prof. Mosgöller das heiße Eisen »Krebs und Mobilfunk« weiter schmieden.

Seine Kompetenz ist auch vor Gericht in Washington gefragt. Auch er wurde ins Expertenteam der Klägeranwälte berufen und hatte bereits im Frühjahr 2013 eine Anhörung vor den Industrieanwälten in Washington D. C.

Diese Erfahrung schilderte er mir wie folgt: »Es waren rund dreißig Anwälte im Sitzungszimmer. Die meisten saßen vor ihren Laptops und waren vernetzt mit ihren Ratgebern. Auf der anderen Seite des Cyberspace hörten sicher Kollegen wie Repacholi mit, denn die Zwischenfragen waren meist sehr fundiert. Alle meine Aussagen wurden per Video-Kamera aufgezeichnet, ich stand unter Eid. Die Marschrichtung der Anwälte war eindeutig. Sie wollten versuchen, meine Forschungsmethoden und somit meine Ergebnisse infrage zu stellen. Sie fragten sehr gezielt und offensichtlich extrem gut gebrieft zum angeblichen sogenannten Wiener Labor-Skandal.«

Sicherlich eine beeindruckende Situation für einen einzelnen Wissenschaftler, plötzlich mit der geballten Kraft der amerikanischen Eliteanwälte konfrontiert zu sein. Der Kampf David gegen Goliath war definitiv in die nächste Runde gegangen.

Doch der Medizin-Professor Wilhelm Mosgöller, ein bodenständiger, pragmatischer Mensch mit sehr viel Sinn für Humor und sehr schnellem Denkvermögen, kam vielleicht ein wenig ins Schwitzen, aber mehr auch nicht. Die Wissenschaft muss sich an Modellen orientieren, und das war beim Einfluss elektromagnetischer Strahlung auf die menschliche Zelle nicht anders. Mosgöller hatte im Labor zu viel gesehen, als dass er eine Entwarnung für den Verbraucher geben konnte:

»Es gibt so viele Mechanismen, die zu Krebs führen, wie es Krebsvarianten gibt. Was aber wir sehen, sind DNA-Brüche, und wir wissen, dass DNA-Brüche ein Risiko für die Zelle darstellen. Was uns noch fehlt, um den endgültigen Beweis zu haben, ist der Nachweis, dass spezifische Gene davon betroffen werden, sogenannte Onkogene oder Krebsschutzgene. Wenn man sich den Mechanismus ansieht – nämlich, dass DNA wahllos in Brüche gerät –, ist es eine Frage der Zeit, bis auch solche Gene davon betroffen sind.«

Kein Wunder, dass ein Mann mit dieser Hartnäckigkeit in

den eigenen Reihen behindert wurde. Aus den Reihen der Wissenschaftler selbst ist immer wieder zu hören, dass in den eigenen Reihen sehr viele Ego-Typen, total fokussiert, fast autistisch ihren Job betreiben. Sie fühlen sich schnell missverstanden, in ihren Fähigkeiten unterschätzt und benachteiligt.

Professor Dr. med. Wilhelm Mosgöller hat Gott sei Dank nicht diese Charaktereigenschaften. Aber eine Clique von Wissenschaftlern an der Med. Uni Wien im Thema Mobilfunk und Krebs zu koordinieren, das erfordert sicher ein besonders dickes Fell und Fingerspitzengefühl.

Der Professor willigte ein, mich mit weiteren Teammitgliedern bekannt zu machen und auch den Diplom-Ingenieur Dr. Hamid Molla-Djafari von der AUVA einzubinden.

Und so lernte ich die gute Seele der Versicherungsanstalt, den für die Bereiche Physik, Unfallverhütung und Berufskrankheiten-Bekämpfung zuständigen Mann aus Iran, kennen. Wir trafen uns alle zusammen bei dem weltweit renommierten Leiter des Instituts für Umwelthygiene an der Medizinischen Universität Wien, Prof. Dr. Michael Kundi.

Prof. Kundi forscht an der Universität Wien seit 30 Jahren auf dem Gebiet elektromagnetischer Strahlung und erhielt wegen seiner Erfahrung auf diesem Gebiet ebenfalls eine Berufung nach Washington.

Eigentlich verrückt, dachte ich, die Universität, die am meisten unter Rufschädigung gelitten hatte, war nunmehr mit zwei Wissenschaftlern vor dem Superior Court in Washington D. C. vertreten. Aber ausschlaggebend dafür war unter anderem auch die Tatsache, dass hier eben noch intensiv Forschung betrieben werden konnte.

Im Rahmen der Risikostudien ermöglichten es die Gelder der Versicherung, neueste Methoden, z. B. aus der Kriminalwissenschaft, der Forensik, einzubinden. Dutzenden Probanden wurden regelmäßig Speichelproben entnommen, vor und nach einer Belastung durch Handystrahlung im Labor. Diese Proben sollen den Wissenschaftlern Erkenntnisse über Veränderungen des genetischen Abdrucks bringen. Erkenntnisse, die Prof. Kundi bereits im Frühjahr 2013 unter Eid bei den Anwälten der angeklagten Industrie guten Gewissens definieren konnte:

»Meine Grundaussage war, dass es wahrscheinlicher ist als nicht, dass durch Mobiltelefonieren Hirntumoren hervorgerufen werden.«

Vor unserer laufenden Kamera sagte Professor Kundi:

»Meine Grundaussage war, dass ein Zusammenhang zwischen der Exposition gegenüber Mobiltelefonen und Hirntumoren besteht, der kausal interpretiert werden kann. Also dass eine Verursachung im Sinne der ›wahrscheinlicher-als-nicht-Hypothese‹, dass dieser Zusammenhang hergestellt werden kann. Also einfach ausgedrückt, dass es wahrscheinlicher ist als nicht, dass durch Mobiltelefonieren Hirntumoren hervorgerufen werden.«

Im Rahmen meiner ersten Drehmaßnahmen für den France 2-Handyfilm hatte ich Prof. Kundi schon einmal vor der Kamera gehabt, und ich war deshalb sehr überrascht ob seiner diesmal so deutlichen Worte. Im Jahre 2005 hatte ich ihm die Worte noch fast aus der Nase ziehen müssen. Seine Aussagen waren sehr vorsichtig gehalten. Aber damals war er sicher noch nicht so weit mit seinen Erkenntnissen. Die Forschung hatte noch nicht den gleichen Stand, und außerdem wurden die kritischen Stimmen vehement bekämpft. So gesehen war Kundi reifer, wissender und mutiger geworden. Sein Wissen war häufig auch von der Regierung gefragt. Es kam nie auch nur ein geringster Zweifel an seinen Aussagen auf, im Gegenteil, er war ein gefragter Mann auf internationalen Kongressen und Tagungen und jetzt halt auch noch Experte der Anklage im größten Verbraucher-Schadensersatz-Prozess aller Zeiten.

Nachdem ich den Herren einige Informationen zu meinem Vorhaben erzählt hatte, über den laufenden Prozess einen neuen Film zu machen, der vor allen Dingen die wissenschaftlichen Aspekte berücksichtigen solle, führte mich das Team in die Labor-Räume.

Speziell für die Athem 2 Studie hatte das Forschungszentrum Seibersdorf in Niederösterreich eine Messvorrichtung konstruiert, mit deren Hilfe die Forscher in der Lage waren, eine beliebige Anzahl an Probanden zu testen. Da die Handys von den Nutzern in aller Regel vom Ohr über die Wange an den Mund gehalten werden, wurde die derart bestrahlte Schleimhaut natürlich aus Sicht der Wissenschaft interessant. Ein Speicheltest der ganz besonderen Art sozusagen. Meistens dient er ja wohl den Kriminologen zur Aufspürung von Mördern. Hier war er im Einsatz, um einem unsichtbaren Killer auf die Spur zu kommen. Spannend.

Ein weiteres sensibles Forschungsthema von Professor Kundi dient den Kindern und Jugendlichen. Ich möchte es an dieser Stelle besonders erwähnen, weil es uns alle angeht. Und weil ich begriffen habe, dass die Tumorentwicklung aus einer befallenen Zelle 30/40 Jahre dauern kann. Und da sind natürlich die Kinder, die heutzutage in einer beängstigend frühen Entwicklungsphase ihres Lebens bereits zum Handy greifen, besonders gefährdet.

Kaum zu glauben, aber wahr, die ersten deutlichen Hinweise auf eine besondere Gefährdung der Kinder/Jugendlichen liegen über zwanzig Jahre zurück!

Es war bereits im Jahre 1995 auf dem ersten internationalen Mobilfunkkongress von George Carlos eigens gegründeter Forschungsfirma WTR (»Wireles Technology Research) in Rom, dass Professor Ohm Ghandi erstmals die Eindringung der Handystrahlung mittels Computertomografie sichtbar gemacht hatte. Diese Messungen verdeutlichen das Problem höchst eindrucksvoll.

Je jünger die Kinder, umso tiefer dringt die Handystrahlung in den Schädel ein. Dieser absorbiert erheblich mehr Strahlung, weil Kinder eine weichere Ohrmuschel, eine dünnere

Kopfhaut und einen dünneren Schädelknochen haben. Deshalb bereiteten junge Handynutzer den Forschern schon damals Sorgen. Professor Michael Kundi greift noch zwanzig Jahre später diese Erkenntnisse auf und warnt vor erhöhten Gesundheitsrisiken bei Kindern und Jugendlichen.

Es ist dem manipulativen Lobbyismus zuzuschreiben, dass vor allen Dingen unsere Kinder dem größten Feldversuch aller Zeiten ausgesetzt sind. Und Eltern den Sicherheitsaspekt abkaufen, wonach die Erreichbarkeit der Kleinen im Notfall schließlich eine wichtige Rolle einnimmt.

Zwar zog der Walt Disney Konzern, ausgelöst durch die CT-Aufnahmen, ein geplantes Kinder-Handy-Projekt damals noch zurück, wie in George Carlos Buch nachzulesen, aber im wahren Leben ist längst wieder der Alltag eingekehrt. Und wenn sich Eltern für die frühe Vergabe eines Handys an ihre Kinder auf den Aspekt der Erreichbarkeit berufen, dann geschieht dies auch, weil sie typischerweise keine Ahnung von den wahren hier geschilderten Zuständen haben, weil die eigentliche Bewertung der Gesundheitsrisiken den Lobbyisten überlassen wurde, die nach wie vor im Stil des »War-Game-Memos« entwarnen.

Nachdem meine ersten Dreharbeiten bei Prof. Kundi und Prof. Mosgöller abgeschlossen waren, sollten noch weitere Labor-Einheiten, die an der ATHEM 2 Studie beteiligt waren, gefilmt werden. Dies erwies sich allerdings als äußerst problematisch. Einer der Professoren in Wilhelm Mosgöllers Team wollte auf keinen Fall gefilmt werden. Er fürchtete wohl um seine Karriere, denn Mobilfunkforschung ruft in Kollegenkreisen offensichtlich Naserümpfen hervor. Streng genommen schießen sich sogar die Mobilfunkforscher selbst ein Eigentor, indem sie von »athermischen«, also nicht wärmeabhängigen Effekten sprechen. So gibt es z. B. für einen Physiker einen athermischen Effekt nicht, Energie hat immer etwas mit Wärme zu tun, und sei sie noch so gering.

Womit wir wieder bei der SAR-Wert-Diskussion angelangt wären. Ich behaupte jetzt einmal, dass, wenn die Forscher von »low-thermal« statt von non-thermal sprechen würden, die Öffnung für eine Anerkennung gegenüber ihrer Forschung größer werden könnte.

Aber dem Krebsforscher ging es bei seiner Verweigerung nicht allein um die mögliche Kollegenschelte, es ging um die immer noch in den Köpfen schwirrende Rufschädigung, die der angebliche Fälschungsskandal ausgelöst hatte. Offensichtlich hatte sich der Rektor der Med. Uni Wien auf die Seite der Ankläger gefunden. Im Sumpf der Ermittlungen hatte der Bremer Prof. Lerchl eine treibende Rolle gespielt. Er war in seiner damaligen Position als oberster Strahlenschützer so weit gegangen, weil er Verbündete in der Uni Wien hatte.

Und hinter den Kulissen brodelte der Skandal nach wie vor. Sogar in Washington kam er auf den Tisch. Die Anwälte der Industrie holten weit aus und versuchten bis zuletzt, die Experten vom Gericht ablehnen zu lassen. Bei Professor Mosgöller las sich das so:

»Wir beantragen, den Krebsforscher Dr. Wilhelm Mosgöller vom Verfahren auszuschließen, weil er sich in seinen Aussagen auf Arbeiten beruft, die als Fälschung entlarvt wurden …« (Zitat aus dem anwaltlichen Ablehnungsersuchen an den mittlerweile zuständigen Richter Weisberg).

Es ging den anderen Experten auch nicht besser. In einer Argumentationskette aus »nicht allgemein anerkannter Methoden« bzw. unüblicher Methodik versuchten die Anwälte der angeklagten Industrie, schlichtweg alle Experten vom Verfahren auszuschließen. Mit anderen Worten, nur die eigenen Experten waren kompetent genug, um den Ansprüchen der Wissenschaft gerecht zu werden …

Bratislava

Nur eine Stunde Autofahrt braucht's von Wien zu einem weiteren Mitglied der Gemeinde der warnenden Wissenschaftler, die bei der Wahrheitsfindung, ob die Mobilfunkstrahlung für uns schädlich ist, eine Rolle spielen.

In Bratislava, der Hauptstadt der Slowakei, forscht am dortigen Krebsinstitut der Universität ein weiterer Kollege von Prof. Mosgöller. Dieser ist so freundlich, mich zu dem »Nachbarn« zu begleiten und ihn mir vorzustellen.

Wir treffen uns mit dem Russen Prof. Igor Belyaev – ein Strahlungsexperte, der einst in Moskau im Regierungsauftrag geheime Forschung zur Strahlenauswirkung betrieb, später an die Stockholmer Universität ging und schließlich, nach einigen Unstimmigkeiten wegen seiner kritischen Haltung zum Mobilfunk, nach Bratislava wechselte.

Hier ist er umgeben von einem Team junger Forscher und modernsten Computeranlagen, die gezielte Analysen im Bereich der Zellforschung zulassen. Auch der Russe gehört zu den Experten der Klägeranwälte in Washington, auch er kennt Diskreditierung und Behinderung seiner Arbeit.

Nachdem Professor Belyaev mir sein Team, seine Laborsituation und seine letzten Veröffentlichungen gezeigt hat, willigt er in ein Interview ein. Er hatte mir klar gemacht, dass es sein Anliegen sei, nach möglichen Lösungen zu suchen, denn er ist – wie die anderen Kollegen auch – nicht so naiv, anzunehmen, der Mobilfunk könnte abgeschaltet werden.

Meine Frage an ihn lautet:

»Denken Sie, Sie können zuverlässige Lösungen finden?«

»Ja! Aber ich denke, dass das ein Fall von nationaler oder multinationaler Dringlichkeit ist. Es ist nicht mehr nur eine Frage von spezifischen wissenschaftlichen Themen, weil wir einfach schon zu viel wissen.

Wir dürfen unsere Augen hier nicht verschließen, denn aus

den verschiedenen wissenschaftlichen Studien wissen wir, dass diese Effekte existieren. Und unter speziellen Expositions-Bedingungen sind diese Effekte schädlich. Und die Frage ist nun: Was sind die Mechanismen, was sind die Folgen, und wie kann man das vermeiden?

Und dies sollte in größeren, nationalen oder multinationalen Dimensionen angegangen werden. All das, was ich jetzt gesagt habe, habe ich schon im Jahre 2005 in einem Brief an die schwedische Regierung geschrieben, um kurz danach … Nicht mehr vor der Kamera.« (Dr. Igor Belyaev, der an dieser Stelle selbst die Aufnahmen unterbricht, indem er seine Hand vor die Linse hält.)

Dr. Ygor Belyaev war durch seine Forschungserkenntnisse an der Universität Stockholm längst zu dem Schluss gekommen, den er mir eigentlich auch in die laufende Kamera gesagt hatte, doch die Erinnerung kam in just jenem Moment wieder hoch, als er seinen Brief an die Schwedische Regierung ansprach. In diesem Brief, der mich sehr an Dr. Carlos Brief an die Industrie-Bosse erinnert, forderte er die Regierung von Schweden auf, endlich den neuen Erkenntnissen der Wissenschaft Rechnung zu tragen. Woraufhin dem Forscher die Gelder für weitere Studien gestrichen werden.

Fest steht, der russische Forscher Igor Belyaev ist auch ein gebranntes Kind. Er passt in das Muster derjenigen, die ein Problem bekommen, wenn sie eins gefunden haben. Auch seine Erkenntnisse sind nicht mit der von Politik und Industrie angenommenen Zuverlässigkeit der geltenden Sicherheits-Grenzwerte in Einklang zu bringen, auch er wird bekämpft statt gefördert.

Zum Abschied erzählt er mir noch eine Anekdote, die nachdenklich macht. Die Empfehlungen der russischen ICNIRP (RNCNIRP) zum Schutze der Verbraucher seien tausendmal höher als die SAR-Werte in der westlichen Welt. Das Problem sei nur, dass der in Russland geforderte Standard in dieser

Form von den Herstellern nicht erreicht wird. Mit einem Lächeln meinte er: »Im Prinzip telefonieren die Russen außerhalb der vorgeschriebenen gesetzlichen Sicherheitsnorm!«

Professor Beyaev hatte in früheren Arbeiten bereits aufgezeigt, dass bisherige Sicherheitsrichtlinien keinen effektiven Schutz der Bevölkerung vor gesundheitlichen Wirkungen von Mobilfunkstrahlung gewährleisten. Dies liegt darin, dass sie nicht-thermische Effekte der Langzeitexpositionen nicht berücksichtigen. Die alleinige Orientierung der Grenzwerte an dem SAR-Wert bzw. der Leistungsflussdichte widerspricht aber vielen Untersuchungsergebnissen, die beweisen, dass die biologischen Effekte von verschiedenen Parametern, wie z. B. Frequenz, Modulation, Polarisation etc., abhängen. Wie seinen Ausführungen dennoch zu entnehmen ist – die Richtlinien zum Schutz der Verbraucher gibt es eigentlich in seinem Heimatland, es hält sie dennoch keiner ein!

Athen

Einem weiteren hochqualifizierten Wissenschaftler, der in den USA als Experte der Anklage aussagen soll, gilt meine nächste Reise. Der Grieche Prof. Dr. Dimitris Panagopoulos. Er forschte in den letzten Jahren ausschließlich und intensiv zur Mobilfunkstrahlung und hat in seinen Studien ein besonderes Modell etabliert.

Die Zellstruktur der Fruchtfliege ist mit der des Menschen identisch und eignet sich daher wunderbar für die Forschung. Während ihrer Lebensspanne von einem Monat durchläuft sie alle relevanten Stadien eines Lebens. Sie wird zeugungsfähig, sie vermehrt sich, sie stirbt. Freundlicherweise alles im überschaubaren Zeitpunkt von 4 Wochen.

Prof. Panagopoulos nutzt die Fruchtfliege für seine Mobilfunkforschung und hat genetisch relevante Zellveränderungen gefunden.

Ich treffe Dimitris Panagopoulos am Fuße der Akropolis. Er hängt, wie die meisten Menschen hier, sehr an seiner Heimat. Eigentlich, so vertraut er mir an, müsste er Athen verlassen. Er wurde gemobbt, weil er über die Gesundheitsgefährdung des Mobilfunks kritische Arbeiten veröffentliche. Er beziehe zwar noch sein Gehalt als Universitätsprofessor, dürfe aber nicht mehr forschen. Auch seine Funde sind unerwünscht.

Auch er wurde aufgrund seiner Qualifikation und Erkenntnisse ins Expertenteam der amerikanischen Klägeranwälte berufen.

Zuletzt hatte Dimitris Panagopoulos zusammen mit George Carlo und Prof. Olle Johansson aus Schweden eine gemeinsame Arbeit veröffentlicht, in der sie neuerlich auf die Absurdität der von der Industrie als Sicherheits-Richtwert deklarierten SAR-Werte aufmerksam gemacht hatten. Hier eine Zusammenfassung Ihrer gemeinsamen Arbeit:

»Wir haben herausgefunden, dass

a) die Energie, die lebendes Material, während es Elektro-Magnetischen-Feldern (EMF) ausgesetzt ist und absorbiert, sich in der Regel unterhalb des thermischen Levels befindet.

b) alle existierenden Methoden zur Einschätzung von SAR besonders jene, die die Leitfähigkeit von Gewebe und internen elektrischen Feldern messen, erhebliche Mängel aufweisen.

c) Die einzige Methode, SAR ohne große Fehler zu erfassen, ist, biologisches Gewebe hinsichtlich Temperaturanstiegen zu messen. Diese sind normalerweise bezüglich EMF-Intensitäten vernachlässigbar und dementsprechend nicht messbar.

Fazit:
SAR bezieht sich eigentlich auf thermische Effekte, während die überwiegende Mehrheit der aufgezeichneten biologischen Effekte durch künstlich geschaffene ionisierende Strahlung nicht thermisch sind.

Selbst wenn SAR in einem Gewebe, einem Organ oder Körper akkurat messbar wäre, so misst sich der biologische/gesundheitliche Effekt durch winzige Mengen von Energie/Stärke, die durch spezifische Biomoleküle absorbiert werden und nicht kalkulierbar sind.

Außerdem hängt es von Feldparametern ab, die bei der SAR-Bemessung nicht in Betracht gezogen werden. Von daher sollte SAR nicht als primäre Messeinheit benutzt werden, sondern komplementär, indem man die Messmethode benennt und die korrespondierenden Fehler.

Strahlung/Feldintensität, zusammen mit zusätzlichen physikalischen Parametern (wie z. B. Frequenz, Modulation etc.), welche direkter und akkurater auf der Grundlage von biologischem Gewebe gemessen werden können, sollten die erste Messung für EMF-Kontakte sein, trotz ähnlicher Unsicherheit bezüglich biologischer Effekte aufgrund von Linearitätsabweichung.«

In einer amerikanischen Kommentar-Veröffentlichung zu dieser Arbeit schreibt der Autor John Weigel:

»Es ist von Bedeutung, dass die Wissenschaftler, obwohl sie von persönlichen Beleidigungen bis zu Morddrohungen alles erlebt haben, unanfechtbar bleiben, was ihre wissenschaftlichen Nachweise anbelangt!«

Natürlich hatte mir George Carlo die Türen bei seinem Freund Dimitris geöffnet. Begegnet waren sich die beiden persönlich übrigens bis zu jenem Zeitpunkt noch nicht. Sie hatten nur die Arbeiten des anderen gelesen und waren in einem ständigen regen Austausch über Skype.

Nach einem ausführlichen Vorgespräch lädt Dimitris meinen Kameramann Chris Schlicht und mich in seine Wohnung ein. Ein Labor habe er leider nicht mehr, sagt er mir. Aber er habe eines in Aussicht bei den Strahlenforschern der Regierung, die allerdings auf ionisierende Strahlung, also z. B. radioaktive Strahlung, spezialisiert sind.

»Die Sicherheitsnormen basieren auf der Behauptung, dass es nur wärmebedingte Effekte gibt. So haben sie sehr hohe Richtwerte festgelegt, um diese thermischen Effekte zu unterbinden. Die überwiegende Mehrzahl der Effekte sind aber nicht-thermischer Natur, und diese werden schon bei einer viel viel geringeren Strahlungs-Intensität – innerhalb der gegenwärtigen Sicherheitsnormen – ausgelöst. Vor den nicht-thermischen Effekten schützen uns die Sicherheitsnormen also nicht.« [Dr. Dimitris Panagopoulos]

Eigentlich hat der Professor aus Athen eine Traumkarriere hingelegt. Sein Forschertalent wurde vielfach und international ausgezeichnet. Die renommierte Universität von Cambridge wählte ihn in die Top 100 Wissenschaftler weltweit. Die Urkunde hängt an exponierter Stelle seines Home-Office.

Und dennoch, sein Fachwissen ist unerwünscht, wiewohl zum Beispiel seine Erkenntnisse auf dem Gebiet der Zellbiologie durch das Fruchtfliegen-Modell wegweisend sind. Irgendwo habe ich einmal gelesen, eigentlich müssten die Fruchtfliegen für den Nobelpreis vorgeschlagen werden, weil sie so eine wunderbare Stütze der Wissenschaft sind. Dimitris Panagopoulos bestätigt vor laufender Kamera:

»Fruchtfliegen sind äußerst intelligent. Sie können sich einer Dauerbelastung anpassen. Sie können sich aber nicht so einfach einer Belastung anpassen, die sich ständig ändert. Ich denke, das ist es, was Mobilfunkstrahlung oder Strahlungsarten, die Informationen übertragen, in höchstem Maße bioaktiv machen. Denn da sich die Information ständig ändert, ändert sich auch die Strahlung ständig, und der lebende Organismus kann sich diesen permanenten Änderungen nicht anpassen. Wir konnten deutlich einen Zelltod auch in der Eizelle feststellen. Das war eine neue Erkenntnis, und auch die Erkenntnis, dass es zu Schäden an der DNA und Zelltod in ALLEN Entwicklungsstadien von frühen und mittleren Genen kommt.«

»Was sagen Ihre Kollegen zu all dem?«

»Nun, das ist weithin akzeptiert. Das ist mehrfach in sehr guten Magazinen publiziert worden.«

»Aber keine Reaktion?«

»Die Reaktion war, dass sich gezeigt hat, dass diese neuen Strahlenarten sehr gefährlich für unsere Gesundheit sind.«

An dieser Stelle hatte ich eigentlich erwartet, dass Dimitris mir von den Mobbing-Aktivitäten seiner Vorgesetzten berichtet, aber er ist weiterhin sehr sachlich, die eigenen negativen Erlebnisse will er nicht in der Öffentlichkeit austragen:

»Wir müssen diese technischen Errungenschaften so anwenden, dass unsere Gesundheit geschützt ist. Wir müssen Wege finden, diese Technologie sicher zu machen. Es gibt Wege, diese Technologie sicher zu machen.«

Mir wird zunehmend klar: Die Wissenschaft kennt das Problem, ist zur Kooperation bereit, aber die Industrie kann weder Probleme noch Lösungen anerkennen. Das wäre ein Schuldeingeständnis und somit eine sichere Niederlage bei den laufenden Klagen.

DIE ANHÖRUNG DER WISSENSCHAFT IN WASHINGTON D.C.

Für mein Team und mich war die Reise nach Washington nach einer langen Phase des Wartens auf eine Entwicklung wie eine Erlösung.

Massiv hatten die Anwälte der Industrie versucht, die Experten erst gar nicht zuzulassen und hatten dem Gericht immer neue sogenannte Beweise ihrer Unzulänglichkeit geschickt. Aber der mittlerweile eingesetzte Richter, ein weiser, erfahrener Mann, der wie üblich vom Präsidenten der Vereinigten Staaten persönlich berufen worden war, ließ sich nicht beirren.

Der nunmehr zuständige Richter am D.C. Superior Court, der ehrwürdige Frederick Weisberg, hatte unwiderruflich angeordnet, dass das Wissenschafts-Hearing in den ersten drei Dezemberwochen des Jahres 2013 stattfinden sollte. Und zwar ausnahmslos mit den von den Klägeranwälten auserkorenen Wissenschaftlern, wie Mosgöller, Kundi, Belyaev oder Panagopoulos (es waren insgesamt sieben Experten aufgerufen, neben den genannten noch 2 AmerikannerInnen und ein Australier).

Richter Weisberg wollte den Experten ausreichend Zeit geben, ihren Standpunkt unter Eid zu vertreten. Ein Kamerateam wurde nicht zugelassen, ich durfte lediglich als Prozessbeobachter in den Saal. Was ich dort sah, war sehr beeindruckend.

Das Prozedere verlief immer wie folgt ab: Zunächst durfte sich der jeweilige Wissenschaftler selbst vorstellen. Als Erstes war dies Michael Kundi. Danach hatte der Richter das Wort und befragte seinerseits den Zeugen, der natürlich vereidigt worden war. Dann übernahm der Anwalt der Kläger, jeweils vertreten durch einen Anwalt. Danach kam das Kreuzverhör, in dem ein Vertreteranwalt der Industrie die Befragung übernahm.

Auf großen Videoleinwänden wurden im Saal je nach Bedarf

Videos von den Vorverhören bei den Industrie-Anwälten eingespielt. Der jeweilige Anwalt versuchte immer einmal wieder, den Experten in einen scheinbaren Widerspruch zu verstricken, so nach dem Motto: »Aber das haben Sie bei unserer Anhörung im Sommer anders ausgesagt.« Und wenn dann von Seiten des Zeugen protestiert wurde, richtete sich der Anwalt an einen Assistenten und fragte z. B. nach »Videoclip 235 bitte!« Woraufhin die aufgezeichnete Videoeinspielung aus dem Vorverhör auf den Bildschirmen im Saal übertragen wurde.

Sehr beeindruckend, aber es wollte den Anwälten nicht so recht gelingen, die Experten aus der Ruhe zu bringen.

Ich saß an all den Tagen mit gemischten Gefühlen im Saal, aber mit der Zeit wurde es richtig familiär. Zwar waren keine Journalisten-Kollegen anwesend, der Saal war vollgepackt mit Anwälten. Aber im Laufe der ersten Woche kam ich natürlich ins Gespräch mit dem einen oder anderen Rechtsvertreter beider Seiten.

Auf Seiten der Kläger hatten sich neben der federführenden Kanzlei Morganroth & Morganroth wie berichtet drei weitere Anwaltskanzleien mit 7 Gehirntumorfällen den Klagen angeschlossen (Hunter W. Lundy, Lake Charles/Louisiana; Jason M. Hatfield, Fayettville, AR; Kristie M. Hightower, Ridgeland, MS alle unter Lundy, Lundy, Soileau & South). Ebenfalls von George wusste ich ja, dass bereits Sammelklagen mit tausenden Betroffenen in Vorbereitung waren. Es ging um sehr viel, und die allgemeine Anspannung war immer wieder im Saal zu spüren.

Obwohl ich mehrfach den Kontakt zum Gericht offiziell aufgenommen hatte, war mir das Drehen nicht genehmigt worden. Auch ein Interview mit dem Richter wurde ausgeschlossen.

Und nachdem der erste Experte, der in Washington über zwei Tage verhört wurde, Prof. Michael Kundi, der uns eigentlich nach seiner letzten Anhörung ein Interview geben wollte, vor das Gericht trat, wo ich ihn mit meinem Kamerateam erwartete, war er mittlerweile allerdings von seinen Anwälten angehalten worden, dies nicht zu tun. Vor laufender Kamera entschuldigte sich der Wiener und bat um Verständnis. Aber wenigstens hatten wir diese Szene im Kasten.

Es handelt sich um ein laufendes Verfahren, sagte man mir anschließend, und so will keiner ein Risiko eingehen.

Es steht zu viel auf dem Spiel, schließlich ist die gesamte, im Verband CTIA organisierte Mobilfunkindustrie auf der Anklagebank. Es steht außer Frage: Das Ergebnis dieses Hearings dürfte die ganze Mobilfunkwelt beeinflussen.

Aber sind die nicht eigentlich ohnehin »Too Big To Fail« – zu groß, um zu scheitern?

Mit dieser Frage konfrontierte ich meinen Freund George:

»Ich denke ja, die Industrie ist ›Too Big To Fail‹! Weißt du, es ist nicht nur der Einfluss des Geldes der Industrie oder deren Finanzkraft, es geht darum, wie diese Technologien das Leben der Menschen verbessert haben. Ich denke, das ist eine große Sache. Wenn du mit Leuten darüber sprichst, dass ihre Smartphones oder iPhones gefährlich sind, die sind so abhängig davon, dass sie für dieses Argument kaum zugänglich sind. Es ist also nicht nur die Industrie, die sich gegen diese Gedanken wehrt, es sind auch die Nutzer.«

Der nächste Kandidat für den Zeugenstand ist Prof. Mosgöller, der nach einem Verwandtenbesuch in New York mit dem Zug in Washington eintrifft. Wie alle anderen Experten der Anklage war Prof. Mosgöller von den Anwälten angehalten worden, nicht in Kontakt mit den anderen Wissenschaftlern zu treten.

Die Zeugenaussage seines Wiener Kollegen Prof. Kundi vor dem Richter in Washington hätte er theoretisch einsehen können.

»Hatten Sie die Gelegenheit, das mal zu lesen, was da jetzt protokolliert wurde von den zwei Tagen?« [Klaus Scheidsteger]

»Nein. Ich habe es am Schirm kurz gesehen, ich habe bei Kundi kurz reingeschaut, aber allein das Kundi-Transkript sind über 100 Seiten. Und ich habe aufgegeben, weil ich damit beschäftigt war, meine eigene Deposition noch zu studieren und zu lesen.«

Es ist ebenso eine ganz fatal komplizierte Komponente bei der Wahrheitsfindung. Ich habe es an der eigenen Arbeit gemerkt. Du musst lesen, lesen, lesen. Und dann noch die Selektion vornehmen, zwischen wichtig, richtig und falsch. Das allein hat Jahre bei mir gedauert. Der Richter ist nicht zu beneiden. George formuliert es so:

»Weißt du, einige von uns beschäftigen sich mit diesem Thema bereits seit 20 Jahren, sodass wir mittlerweile in der Lage sind, neu hinzugewonnene Erkenntnisse zu bewerten. Und das ist eine viel leichtere Aufgabe, als der Richter sie hat. Denn der Richter muss über ein Thema, an dem wir seit 20 Jahren und andere bereits seit 30, 40 Jahren arbeiten, eine Entscheidung fällen – und das in 3 Wochen.«

Auch Prof. Mosgöller wurde von den Anwälten während des Hearings betreut und abgeschirmt.

Generell findet diese Veranstaltung unter dem Radar statt – Presse unerwünscht. Es steht einfach zu viel auf dem Spiel. Weltweit macht die Industrie rund 17 000 Milliarden Dollar Umsatz.

SIEBZEHN BILLIONEN DOLLAR, so die hochgerechnete Jahresumsatzzahl aus allen relevanten Einnahmen der gesamten Branche. Also allen Anbietern, Handy- bzw. Smartphone-Herstellern, Senderanlagenbauern, Internetplattformen, den Microsofts-Facebooks und Apples dieser Welt, alle sind sie im CTIA, und der ist Hauptangeklagter …

Der ehemalige Auftraggeber für George Carlos Forschungsprojekt weiß wahrscheinlich nicht um die wahre Rolle, die George hinter den Kulissen einnimmt. Im Gerichtssaal tauchte George nie auf, die Strategen der Gegenseite, es wird hier federführend Mike Repacholi vermutet, ebenfalls nicht.

Für unseren Film mussten wir damals in Washington D.C. improvisieren, und so luden wir einige Wissenschaftler ebenfalls zu einem »internen« Hearing ein – eines mit dem Insider Dr. George Carlo. Ich hatte für diese Begegnungen das Albert-Einstein-Memorial an der »National Academy of Sciences« ausgesucht. Die Kamera läuft:

George Carlo: »Sieht so aus, als ob mich Klaus an einen Ort gebracht hätte, wo ich nur von Deutschen umringt bin.«

Damit war natürlich sofort das Eis geschmolzen. Wilhelm Mosgöller begann dann die Konversation über einige Anekdoten, die er im Kontext der WTR-Forschungsarbeit von George Carlo gehört hatte, und George hatte hier persönlich die Chance, mit einigen Vorurteilen, seine Person und seine Arbeit betreffend, aufzuräumen. Es ist immer noch die beste Form der Kommunikation, wenn die Menschen direkt miteinander reden. Denken Sie bitte auch im digitalen Zeitalter daran.

Von George auf den eigenen Stand der Forschung angesprochen, sagte Wilhelm Mosgöller:

»Wenn man der Mehrheit der Daten Glauben schenkt, hat sich die Anzahl der Gehirntumoren nicht erhöht. Wenn man mich fragt, ist es aber unsinnig, heutzutage eine epidemiologische Studie dazu durchzuführen, denn niemand kennt die Latenzzeit vom Einwirken der Strahlung bis zum Auftreten des Gehirntumors. Ich kann z. B. heute schwerer Raucher sein, ohne dass ich schon morgen oder nächstes Jahr Krebs bekommen würde, denn die Latenzzeit bei Rauchern beträgt in etwa 30, 40 Jahre. Das Argument, dass sich die Anzahl der Gehirntumoren nicht erhöht hat, ist also nicht sehr glaubwürdig. Das Interessante oder vielmehr Gefährliche an der Sache ist also, dass das Einwirken der Strahlung heute das Risiko für Gehirntumor erhöht, da dadurch die DNA im Gehirn geschädigt wird! Das Vorsorgeprinzip wäre also: Setz dein Gehirn keiner Strahlung aus! Du musst nicht auf dein Mobiltelefon verzichten, setze nur nicht deine Gehirnzellen dem aus!«

Am nächsten Tag sitze ich wieder im Gerichtssaal und höre mir das Kreuzverhör von Wilhelm Mosgöller an. Er verkauft sich und seine Erkenntnisse sehr gut. Jeder Versuch, ihn von Seiten des verhörenden Anwalts aufs Glatteis zu führen, scheitert an seiner selbstsicheren Analyse der Fakten.

Der Burgenländer hatte unter anderem in London Medizin studiert und war natürlich der Sprache, vor allen Dingen in seinem Fachgebiet, besonders mächtig.

Am Abend seines zweiten und letzten Verhandlungstages gehen wir zusammen französisch essen und trinken einen guten Tropfen dazu.

Auch Wilhelm Mosgöller ist mit dem Verlauf des Verhörs sehr zufrieden. Er hatte sich gewissenhaft vorbereitet und davon war im Gerichtssaal viel zu spüren. In gewissen Passagen hatte er, genau wie ich als Zuschauer, das Gefühl, der Industrie-Anwalt war mehr ins Schwimmen gekommen als der Professor. Die Anspannung eines derart bedeutenden Verhörs war eher auf der Seite des verhörenden Anwalts zu spüren. Mosgöller hatte sein Gegenüber sogar einige Male aus dem Konzept gebracht.

Zunehmend kommt das Stichwort IARC in die Verhör-Diskussion, das Krebsforschungs-Institut der WHO. Der Richter will lernen, wie er es nennt. Seine Fragen lassen auf eine ebenso gewissenhafte Vorbereitung schließen.

Der Richter hat überraschend viele Fragen zur IARC, die in den 60er-Jahren, als sich abzeichnete, dass Krebs das größte Gesundheitsproblem der Menschheit werden sollte, von der WHO nach Lyon, Frankreich, ausgesiedelt wurde.

Das Hauptaugenmerk der dortigen wissenschaftlichen Arbeit liegt in der Sichtung, Auswertung und Interpretation der weltweiten Krebsforschung. Und so war auch das Mobilfunkthema schließlich nach Lyon gelangt.

Es wurde weltweit beachtet, dass die IARC die Handystrahlung schließlich 2011 als »wahrscheinlich krebserregend« eingestuft hatte – in die sogenannte 2B-Kategorie.

Es schien mir insofern für den Richter relevant, weil diese

Kategorisierung erstmalig eine offizielle hochpolitische Position definiert, die von den Vereinten Nationen getragen wird. Das war sicher bei der Urteilsfindung für den Richter von entscheidender Bedeutung.

Und so stimmt mich, was ich während des Hearings als geduldeter Zuhörer im Gerichtssaal erlebe, eher optimistisch.

Der Richter ist ein alter Hase, der sich nicht von der geballten Kraft der 40 Industrie-Anwaltskanzleien blenden lässt. Er ist ein großer, starker weißer Mann, Fliegenträger, was mich immer, wenn er den nächsten Zeugen der Anklage, Professor Dimitris Panagopoulos, den Fruchtfliegen-Experten, über dessen Fliegen-Experimente ausfragt, schmunzeln lässt.

Aber der Richter bleibt nicht bei der Wissenschaft. Das War-Game-Memo kommt im Gerichtssaal zwar nicht direkt zur Sprache, was mich verwundert, denn eigentlich entspricht das Schicksal aller hier vortragenden Experten dem Kriegs-Spiel-Plan-Muster.

Dennoch, Richter Weisberg fragt jeden Kandidaten, warum sie denn nicht mit ihren so wichtigen Erkenntnissen zu den zuständigen Regierungsorganisationen gegangen sind, und bekommt immer eine ähnliche Antwort, weil ihre Funde einer florierenden Wachstumsbranche im Weg stehen, sind diese unerwünscht! (Prof. Mosgöller erzählte mir sogar von der Aussage eines Ministers, der ihn fragte: »Warum stehen Sie einer Wachstumsbranche im Weg?«)

Am Abend des ersten Tages der Verhörung des Griechen Dimitris Panagopoulos stand dann noch eine Begegnung der ganz besonderen Art aus. Prof. Dimitris Panagopoulos war immer schon ein ganz großer Bewunderer der Arbeiten von Dr. George Carlo. Doch persönlich waren sie sich bis zu jenem Abend im Dezember 2013 noch nicht begegnet, wie bereits erwähnt. Doch nun sollte das erste Zusammentreffen der beiden Männer vor unserer laufenden Kamera stattfinden. Ein wunderbarer, ein hoch emotionaler Moment.

Zwei Menschen mit südeuropäischen Wurzeln, zwei Weggefährten im Geiste, zwei, die durch ihre Forschungsarbeiten in ähnliche Schwierigkeiten geraten waren, zwei, die den unbequemen Weg der Wahrheitsfindung unbeirrt weitergegangen sind.

Am Rande des Hearings von Washington D.C. sollte es an diesem Tag noch zu einer weiteren Premiere unter den beiden Wissenschaftlern kommen. Denn neben dem Kampf um die Wahrheit vereint die beiden Männer auch noch etwas Fundamentales: die Liebe zur Musik.

Beide sind Rock 'n' Roller, spielen Gitarre und weitere Instrumente, singen und haben seit ihrer Studienzeit bereits eine Band mit Freunden. Dimitris hat sogar ein eigenes Label und – wie er mir anvertraut – auch schon den einen oder anderen Musikpreis gewonnen.

Und so brachte Dimitris seine Mundharmonika mit, George seine Gitarre und eine für Dimitris, und dann rockten die beiden Jungs ab. Ich hatte einen Probesaal in meinem Hotel arrangiert, und mein Team und ich wurden Zeuge einer privaten Session, die immer wilder und verrückter wurde. Hier waren zwei Wissenschaftler, die eigentlich angetreten sind, um die Mobilfunk-Welt zu verändern, wie junge Wilde im Rhythmus des Rock 'n' Roll vereint. Ein Zufalls-Gig, der dann anschließend bei den Kumpels von George in einem kleinen Privat-Konzert weitergeführt wurde. Ein berührender Moment für uns alle. Die Harmonie, die die erfahrenen Musiker quasi aus dem Stand erreichten, war wunderbar anzusehen und anzuhören. Die Musik als ein international verbindendes Element, die Freude der Akteure und Zuhörer, eine willkommene Abwechslung und Ablenkung von einem schwierigen Thema.

Am nächsten Tag treffe ich Dimitris in seinem Hotel wieder. Er hatte sein Hearing vor Gericht absolviert und hatte dabei eine gute Figur gemacht.

Auf dem Weg zum Einstein-Memorial schilderte er mir seine Einschätzung zu seinem Verhör. Der Richter hatte sich überraschenderweise verstärkt zu menschlichen Aspekten erkundigt. Es hatte Frederick Weisberg arg befremdet, dass Wissenschaftler wegen ihrer Erkenntnisse eher diskreditiert als gefördert werden.

Wir filmen eine Sequenz, als Dimitris den Moment im Gerichtssaal Revue passieren lässt, wo er dem Richter seine Situation an der Universität von Athen erörtert:

»Sie haben mich bezahlt, dass ich zuhause bleibe. Und als ich wieder anfing zu publizieren, haben sie mich angegriffen.«

Wiederum an mich gewandt, meinte Dimitris weiter: »Deshalb habe ich auch zu Mosgöller gesagt: Sobald du wieder etwas publizierst, werden sie dich angreifen.«

Ich weise Dimitris auf das wiederkehrende Muster hin: »Und dann ..., Du kennst den Fall, bei Belyaev in Stockholm war es das Gleiche.«

Dimitris bejaht: »Er musste dann Stockholm verlassen und ging in die Slowakei.«

Ich bin mittlerweile der festen Überzeugung, dass dieses Muster der Diskreditierung der kritischen Mobilfunkforscher auffliegen wird. Zu lange schon überdauert die strategische Umsetzung des War-Game-Memorandums die Wissenschafts-Szene. Immer mehr handfeste Beweise liegen vor, wonach eine ganze Palette von Gesundheitsrisiken aufgedeckt wurde, aber nicht den Weg an die große Öffentlichkeit findet. Hier in Washington geht es um Krebs, Gehirntumoren von Vieltelefonierern, aber diese Fälle stehen natürlich stellvertretend für eine Politik der Verschleierung und Desinformation, auf die wir Verbraucher brav hereingefallen sind.

Längst ist aus dem Anliegen der Wissenschaft ein hochbrisantes politisches Thema geworden, dass angesichts der hohen Wirtschaftskraft der Mobilfunkindustrie schwierig zu bewältigen ist. Wie viele Arbeitsplätze hängen am Mobilfunk, wie viele Steuer- oder Lizenzgelder?

Aber rechtfertigt das ein Wegschauen, die Einstellung von

Forschungsgeldern, die Behinderung der Wissenschaft? Eindeutig nicht. Ich muss selber sagen, dass ich manchmal so wütend auf die Ignoranz der Politik war, dass ich schon hinschmeißen wollte, mich wieder um angenehme Themen kümmern, die das Leben ja zweifelsohne für uns bereithält.

Es war eigentlich immer wieder George Carlo, der mich am Ball bleiben ließ. Seine geduldige und bemerkenswert gelassene Art, mit dem komplexen Thema umzugehen, aber auch seine Sorge als Mediziner.

Für George Carlo geht es immer noch um sein zentrales Thema: den Schutz der Verbraucher. Und so fand auch vor laufender Kamera am Einstein-Memorial eine Diskussion zwischen den Experten aus Athen und Washington statt, die in einen Appell von Professor Dr. Dimitris Panagopoulos mündete, nachdem ihn George Carlo gefragt hatte: »Was müssen wir noch tun, um die Bevölkerung ausreichend zu schützen?«

»Ich denke, dass die Behörden, die Politiker, aufmerksamer zuhören sollten!« [Dr. Dimitris Panagopoulos]

»Sie sollten diese Anliegen nicht ignorieren!«
[Dr. Dimitris Panagopoulos]

In Washington D.C., dem Zentrum der Macht, scheint sich nun ein Kreis zu schließen.

Wenn Richter Weisberg an der hiesigen Zivilkammer entscheiden sollte, dass die Wissenschaft ernst genommen werden muss, wird dies direkte politische Folgen haben.

Stand die kritische Wissenschaft der Wachstumsbranche Mobilfunk bisher nur im Weg, so wird sie nun sozusagen auf richterliche Anordnung hin ernst genommen werden müssen. Bisher galt: Wo kein Problem ist, da ist auch kein Platz für Lösungen. Aber zwölf Jahre nach der Klageeinreichung des längst verstorbenen Gehirntumor-Opfers Michael Murray werden hier in Washington, dem Platz, an dem schon sehr viel bedeutende Geschichte geschrieben wurde, auch die Mobilfunk-Karten neu gemischt.

Am Abend gehen Dimitris und ich mit der Anwältin Jill Garfunkel von der Anwaltskanzlei Morganroth, quasi die linke Hand von Jeff Morganroth und Verbindungsperson für den ständigen Kontakt mit George Carlo, in ein kubanisches Lokal zum Dinner. Ich wiederhole meine Eindrücke als Beobachter im Saal und mache auf das War-Game-Memo aufmerksam. Offensichtlich waren die Anwälte selbst überrascht von der kleinen Wende in der Anhörung, denn eigentlich war diese ja vom Gericht angesetzt worden, um die wissenschaftliche Qualität der Forscher zu überprüfen und die Wahrscheinlichkeit eines kausalen Zusammenhangs zwischen Mobilfunk und Krebs abschätzen zu können.

Ich musste Jill an diesem Abend nahezu bedrängen, das Papier von Burson Marsteller dem Gericht erneut vorzulegen, denn wenn sich der Richter schon nach den Gepflogenheiten im Umgang mit den Wissenschaftlern erkundigte, so sollte er die Regieanweisungen der Lobbyisten kennen.

Im Nachhinein bin ich ganz ein wenig stolz auf meinen kleinen Beitrag. Ich schickte das Memo Jill am nächsten Tag, um die Beweisführung der Anwälte mit diesem historischen Dokument aufzufrischen. Und tatsächlich schrieb mir George einen Tag, nachdem ich bereits wieder in Europa war: »Du bist jetzt der Held für Jill und Jeff.«

Na bitte!

Für unseren Film wollte George Carlo noch ein letztes Statement beitragen, was wir symbolkräftig am Capitol drehten:

»Auf dieser Regierungsebene geht es in Wirklichkeit nur noch um den Einfluss gut ausgestatteter Gruppen. Hier treten besonders die industriefinanzierten Lobbys auf und spielen ihre Macht aus. Jene Menschen aber, die möglicherweise durch Handys oder andere Drahtlostechnologien geschädigt wurden, sind als Wählergruppe nicht groß genug, um politischen Einfluss auszuüben.«

[George Carlo]

Wie wahr, Mobilfunkgeschädigte wie auch Mobilfunk-Kritiker haben keine Lobby. Die PR-Arbeit der Industrie ist bestens durchdacht, strukturiert und weltweit einheitlich geregelt. Was für Amerika gilt, war auch in Europa umgesetzt worden. Der Einfluss der Mobilfunkindustrie reicht ganz weit in die Medien hinein. Private TV-Sender stehen nicht selten unter dem direkten Einfluss der Anteilseigner aus der Mobilen Kommunikations-Branche.

Aus Washington D. C. erfahre ich auch noch einen anderen »dicken Hund«. Präsident Obama hatte keinen Geringeren als den früheren CTIA-Chef und damaligen Auftraggeber von Dr. Carlo, Tom Wheeler, als Chef der nationalen Zulassungsstelle FCC eingesetzt. Wie mir George erklärte, hat der Mann sich auf die Agenda geschrieben, innerhalb weniger Jahre durchzusetzen, dass Smartphones auch im Flugzeug ständig angeschaltet bleiben dürfen. Klar, ein ausgeschaltetes Gerät bringt keine Einnahmen.

Zulassungsbeschränkungen sind von dieser Seite sicher nicht zu erwarten …

LYON – BESUCH BEI DER IARC

Wie lange würde es dauern, bis Richter Weisberg das Hearing auswertet und eine richterliche Anordnung erlässt? Meine Experten waren unterschiedlicher Meinung, aber als ein halbes Jahr vergangen war, entschied ich mich, für meinen Film auch einmal zur IARC nach Lyon zu fahren. Ich meldete mich zunächst bei der Pressestelle und wurde für eine kurze Vorstellung meines Projektes eingeladen.

Dort waren die Pressekollegen und Kolleginnen ganz erstaunt, dass ich den Weg in die zweitgrößte Stadt Frankreichs auf mich genommen hatte, nur um ein Interview vorzubereiten. Aber einerseits hatte ich vor, mir den richtigen Interviewpartner auszusuchen, andererseits wollte ich auch Vertrauen für meine Person und meine Arbeit schaffen. Und nebenbei noch ein wenig Location zu betreiben, damit ich mein Kamerateam besser vorbereiten konnte auf die möglichen Bilder, die hier einzufangen waren.

Die Häufigkeit der 2B-Kategorie-Erwähnung im Gerichtssaal hatte mich schon zu dem neuen Arbeitstitel »2B or not 2B« im Sinne von »to be or not to be«-Wortspiel hinreißen lassen, aber es war wirklich auffällig, wie sehr sich der Richter an der Definition von »möglicherweise krebserregend« abgearbeitet hatte. Die Recherchen zu dem Thema im Internet zeigten mir auch wieder eine heftige Diskussion. Mike Repacholi hatte sich dazu geäußert und verlangte, die Einschätzung zurückzunehmen. Andere reizende Mitmenschen, wie ein gewisser Professor Alexander Lerchl, waren zu der Erkenntnis gekommen, dass die Kategorie auch herhalten muss für Kaffee und Mixed Pickles, wie er süffisant bewertet. (Auf Nachfrage bei Professor Kundi, der übrigens auch zu den 31 Experten gehörte, die die Kategorisierung vorgenommen hatten, war dieser sehr erbost ob des Hinweises, zumal ein sehr häufiger Kaffeegenuss einerseits und ein aus Asien stammendes Mixed Pickles-Produkt durch einen Fermentierungs-Prozess sehr wohl auf die Krebswarnungsebene gehörte). Die gleichzeitige Zugehörigkeit von z. B. Methylquecksilber-Verbindungen in der 2B-Kategorie wurde natürlich von Herrn Lerchl nicht erwähnt.

Und es gibt noch eine Anekdote aus dem Umfeld des mobilfunk-freundlichen Herrn Lerchl. Er wollte eigentlich bei der Abstimmung/Kategorisierung der WHO/IARC mitmachen, wurde aber wegen Industrienähe als befangen abgelehnt. Ich komme später noch einmal auf den Herrn zu sprechen. Auf Nachfrage bei der IARC, die Person Lerchl betreffend, wurde mir auch versichert, dass der Herr Professor gar nicht über die notwendige Kompetenz verfügt, im Mobilfunk-Thema mitreden zu können. Lerchl habe bisher nur zwei Arbeiten zum Thema vorgelegt, die eher einen qualitativ sparsamen Eindruck vermitteln. Das habe ich übrigens vom Direktor der zuständigen Monographie-Abteilung gehört und, sorry, Herr Direktor, die Kamera lief noch.

Im Internet finden sich viele Verharmlosungsversuche von 2B – der liebe Herr Lerchl und sein österreichischer Kollege Norbert Vana schrieben: »Die Internationale Krebsagentur bewertete im Jahr 2011 die elektromagnetischen Felder von Handys als ›möglicherweise krebserregend‹ (Gruppe 2B). In dieselbe Gruppe fallen allerdings auch das Trinken von Kaffee und der Verzehr bestimmter eingelegter Gemüse und Kokusnussöl.«

Dazu dann ein passender Leserbrief-Kommentar von österreichischen Wissenschaftlern:

»Sehr geehrte Redaktion,
wir haben uns gefreut, dass Sie dem wichtigen umwelthygienischen Thema ›Mobilfunk und Gesundheit‹ so viel Platz zur Verfügung gestellt haben.

Enttäuschend fanden wir, dass die Autoren aus unserer Sicht wenig kenntnisreich und sehr einseitig über die komplexe wissenschaftliche Evidenz berichtet haben. Das zeigte sich unter anderem in ihren Ausführungen zur Einstufung hochfrequenter Felder durch die International Agency for Research on Cancer (IARC 2013) als möglicherweise krebserregend für den Menschen. So wird wieder einmal versucht, dieses Votum einer Einrichtung der Weltgesundheitsorganisation zu verharmlosen bzw. sogar ins Lächerliche zu ziehen.

Dies geschieht über Vergleiche mit anderen jener 285 Substanzen, die ebenfalls als »möglicherweise krebserregend« (Gruppe 2B) klassifiziert wurden. Am beliebtesten ist die Nennung von Kaffee und eingelegtem Gemüse.

Dazu möchten wir anmerken, dass Kaffee aufgrund von Evidenz für einen Zusammenhang von Kaffee mit Blasenkrebs dieser Gruppe zugeordnet wurde. Allerdings wird von den Autoren verschwiegen, dass von der IARC auch hervorgehoben wird, dass es Evidenz für einen protektiven Effekt von Kaffeekonsum hinsichtlich Darmkrebs gibt (»There is some evidence of an inverse relationship between coffee drinking and cancer of the large bowel«) (IARC 1991).

Beim eingelegten Gemüse handelt es sich nicht etwa um herkömmliche Essiggurkerln, Sauerkraut oder dergleichen, sondern in Wirklichkeit um ostasiatisches fermentiertes Gemüse, das teilweise über Monate gesalzen oder ungesalzen vergoren wird – und das bei uns kaum jemand essen würde. Im Vordergrund stehen krebserregende Nitrosamine und mikrobielle Kontaminationen (Aspergillus spp.) (IARC 1993).

Wir fragen uns, warum nie andere Substanzen wie Chlorophenoxy-Herbizide, Methylquecksilber-Verbindungen, Nitrobenzol oder das HIV-2-Virus als Bespiele für Agentien in Gruppe 2B genannt werden. Für viele der in Gruppe 2B klassifizierten Agentien wurden unter anderem strenge Vorsorge- bzw. Schutzmaßnahmen an Arbeitsplätzen eingeführt, um etwaige Schäden hintanzuhalten. Die oben angeführten

Vergleiche mit Kaffee und eingelegtem Gemüse werden von der Mobilfunk-Industrie in eben diesem Kontext praktisch wortgleich verwendet.

Wenn also in diesem Artikel genauso argumentiert wird wie üblicherweise von Industrie-Lobbyisten, so ist dies wohl darin begründet, dass der Wissenschaftliche Beirat Funk (WBF, Vorsitzender Prof. Vana, ehemaliger Mitarbeiter des Atominstitutes) eine ähnliche Aufgabe hat. Der ehemalige Vizekanzler Hubert Gorbach wünschte sich damals vom neugegründeten WBF, dass dieser die Bedenken bezüglich gesundheitlicher Auswirkungen durch Mobiltelefonie »seriös zerstreuen« möge (Presseaussendung 26.3.2004). Diesem Wunsch wird offensichtlich nach wie vor nachgekommen.

Auch für den zweiten Autor, Prof. Lerchl, muss man Verständnis haben. Er wurde 2011 von der Teilnahme an den Verhandlungen des IARC-Ausschusses, der die Einstufung vornahm, nachvollziehbarerweise ausgeschlossen. Soziale Zurückweisung hat Auswirkungen unter anderem auf die kognitive Leistung (DeWall u. Bushman 2011).

Die Einstufung aus dem Jahr 2011 (IARC 2013) in Gruppe 2B erfolgte aufgrund von Humandaten bzgl. bestimmter Hirntumoren (Gliome, Akustikusneurinome). Obwohl die Datenlage nach wie vor nicht eindeutig ist, kann man angesichts der seit 2011 hinzugekommenen Evidenz heute eine Einstufung in »wahrscheinlich krebserregend«, also 2A, vertreten.

Eine verharmlosende, verzerrende Darstellung der Bedeutung einer WHO-Einstufung ist strikt abzulehnen. Die Unabhängigkeit und Breite der Fachkompetenz der IARC-Gruppen, die zu den Einstufungen zusammengestellt werden, garantieren die bestmögliche Beurteilung, was auch dadurch unterstrichen wird, dass andere Gremien fast immer der Einschätzung der IARC folgen.

Aus ärztlicher Sicht rufen die vorliegenden Befunde und die Einstufung der WHO zweifellos nach einem vorsichtigeren Umgang mit elektromagnetischen Feldern des Mobilfunks. Dazu veröffentlichten etwa der Oberste Sanitätsrat und das Gesundheitsministerium entsprechende Empfehlungen zu einem vorsichtigen Umgang mit Handys, die »insgesamt zu einem vernünftigen Umgang mit Handys und zur Vermeidung von unnötigen Expositionen führen sollen.
Warum solche Aufrufe scharf bekämpft werden, ist nicht zu verstehen.«

Ärztinnen und Ärzte für eine gesunde Umwelt
OA Assoz.-Prof. Dipl.-Ing. Dr. med. H.-P. Hutter,
Dr. med. P. Wallner

Ich wollte natürlich bei meinem zweiten Besuch mit Kamerateam in Lyon genau den Mann treffen, der als Direktor für die Monografie der wissenschaftlichen Analyse zuständig ist. Unter seiner Leitung hatte die IARC die Handystrahlung wie gesagt im Jahre 2011 als »möglicherweise krebserregend« eingestuft – eben in die sogenannte 2B-Kategorie.

Dabei wurden die Expertisen und Einschätzungen von 31 Wissenschaftlern aus 14 Ländern berücksichtigt.

Der unter anderem in Amerika ausgebildete deutsche Mediziner Dr. Kurt Straif hatte in seiner zwölfjährigen Laufbahn bei der IARC hautnah erleben dürfen, wie das Thema die Lager spaltet.

Auszüge aus meinem Interview mit dem angenehm offen redenden Mann, der früher auch an einer deutschen Universität gelehrt hatte:

»Wie Sie wissen, haben wir ein sehr schwieriges Thema vor uns – aber auch ein sehr spannendes. Ich kann mir vorstellen, dass Sie seit 2011 viel mit den Medien Kontakt hatten.«

[Klaus Scheidsteger]

»Ja allerdings. Das ist ein Thema, das viel Aufmerksamkeit erregt hat.« [Dr. Kurt Straif]

»Hat sich irgendetwas getan, seit Sie die Handystrahlung als ›möglicherweise krebserregend‹ eingestuft haben?«
[Klaus Scheidsteger]

»Es hat sich insofern etwas getan, als dass einige nationale Behörden, wie hier in Frankreich, empfehlen, die Strahlenbelastung zu reduzieren, indem man z. B. eine Freisprecheinrichtung verwendet. Doch während die Strahlenbelastung runtergeht, explodiert die Nutzung förmlich. Es sind vor allem die obersten 10 % der regelmäßigen Handynutzer, die ein erhöhtes Risiko haben, an einem ›Gliom‹ – also einer bestimmten Art eines Gehirntumors – zu erkranken. Zur Zeit der Interphone-Studie (Anm.: eine von der IARC 2010 durchgeführte Studie, die den Zusammenhang zwischen Handynutzung und Gehirntumor untersucht hat) sind wir davon ausgegangen, dass diese obersten 10 % der regelmäßigen Handynutzer durchschnittlich ca. 30 Minuten pro Tag telefonieren. Heutzutage wären jene, die täglich 30 Minuten telefonieren, wohl eher die untersten 10 %. Man muss also berücksichtigen, dass sich auf der einen Seite die Strahlenbelastung durch die Mobiltelefone selbst verringert hat, auf der anderen Seite erhöht sich die Strahlenbelastung aber aufgrund längerer Nutzungsdauer.«
[Dr. Kurt Straif]

Für mich sind in dieser Aussage zwei Botschaften enthalten, einmal, dass die 2B eigentlich schon wieder von dem Nutzerverhalten der Smartphone-Generation eingeholt sind, andererseits, dass wir User das Prinzip der Prävention auch anwenden sollten, auch wenn nur einige Länder z. B. auf die sinnvolle Nutzung eines Headsets oder der Freisprechanlage verweisen.

Aber was heißt eigentlich »wahrscheinlich krebserregend«

heute? Nun, immerhin wurde erstmals von offizieller Seite ein von der Wissenschaft ausgemachtes Risiko anerkannt und bewertet. Letztendlich geht es um Verbraucherschutz oder besser: »Verbraucherselbstschutz«? Ich konfrontiere Dr. Straif mit einer Idee:

»Wie wäre es damit: Wir alle fördern die Wissenschaft durch einen Euro pro Monat?«

»Das ist eine mögliche kreative Idee. Ein Weg könnte sein, indem man eine Art Zusatzsteuer einhebt – wir kennen das: Wenn man einen Drucker oder Computer kauft, muss man einen Zuschlag für das Betreiben solcher Geräte und Medien sowie für die Vervielfältigung bezahlen. Ein anderer Weg könnte natürlich auch sein, dass die Regierungen mit Steuergeldern die Mobilfunkforschung finanzieren oder die Industrie auffordert, zu beweisen, dass ihre Produkte sicher sind.«

[Dr. Kurt Straif]

Stimmt, dachte ich. Die Industrie hat eigentlich nie den Beweis angetreten, dass ihre Geräte tatsächlich sicher sind – hat im Gegenteil die Verbraucher immer in Sicherheit gewiegt. Das Handy ist ohne Zulassungsprüfung auf der Gesundheitsebene auf den Markt gekommen! Die Handys sind nur auf der technischen Ebene auf ihre Unbedenklichkeit hin überprüft, nicht auf ihre medizinische oder biologische Zulassungsfähigkeit. Wir erinnern, der Schutzwert SAR schützt uns vor Wärmeeinwirkung, nicht vor biologisch relevanten Zellreaktionen in unserem menschlichen Körper. Und dieser Schutzwert ist ein hausgemachter der Industrie. Aus der Sicht von heute, 2016, erinnert mich das ganze Gerüst sehr stark an den VW-Skandal!

Damals dachte ich, es besteht die Hoffnung, dass sich diese Zustände durch die Prozesse am Washingtoner Superior Court nun endgültig ändern. Und endlich auch Regeln aufgestellt werden, wie sie in anderen Forschungsgebieten auch gelten:

- Keine Absprachen der Industrie unter sich.
- Keine Themenführerschaft in der Forschungs-Interpretation der Industrie.
- Keine Diskreditierungen von Wissenschaftlern.
- Keine Reproduktionen nur im eigenen Haus.
- Kein Unterbinden der akademischen Forschung.
- Schaffung von interdisziplinären industrieunabhängigen Forschungsgremien.
- Einbindung ALLER Forschungsergebnisse = Aufhören mit dem Unsinn, dass ein positives und ein selber gemachtes negatives Ergebnis in Summe null Ergebnis ergibt.
- Transparente Kommunikation und öffentliche Diskussion ALLER Ergebnisse.
- Keine reflexartigen Beschwichtigungen, sondern automatische unabhängige Kontrollen.
- Gegebenenfalls konsensuelle Erklärung der Ergebnis-Diskrepanzen in einer gemeinsamen Pressekonferenz.

In meiner Sammlung der wichtigen Begegnungen fehlte mir nur noch ein Wissenschaftler, an dessen Arbeit sich offensichtlich der Richter in Washington als auch die IARC zu orientieren schienen, der Schwede Lennart Hardell.

Würzburg am 5. April 2014. Am Rande einer Tagung zum Thema »Langzeitrisiken des Mobil- und Kommunikationsfunks« stellt mir Professor Adlkofer seinen geschätzten Kollegen Professor Lennart Hardell vor. Franz Adlkofer wirkt ganz aufgeregt, sagt: »Herr Scheidsteger, den Mann müssen Sie unbedingt kennenlernen«, geht mit mir schnurstracks auf den schwedischen Forscher zu und sagt: »Ich möchte Sie unbedingt miteinander bekannt machen.«

Es beginnt sofort eine interessante Konversation. Der Epidemiologe Lennart Hardell war mir zum ersten Mal in den Prozess-Protokollen vom 800-Millionen-Dollar-Prozess in Baltimore aufgefallen. Er war als Zeuge der Anklage aufgetreten und hatte von seiner statistischen Arbeit berichtet. Damals,

2002, waren die Zahlen natürlich noch nicht so signifikant wie fünfzehn Jahre später, da die Handynutzung eine völlig neue Dimension angenommen hatte. Zu jener Zeit steuerte der Markt auf die erste Milliarde zu. Damals war das Nutzerverhalten völlig anders, galten 30 Minuten täglich als Vieltelefonieren! Diese Statistik ist seit Zeiten des Smartphones völlig auf den Kopf gestellt, gilt der Vieltelefonierer von damals heute eher als Gelegenheitsnutzer.

Durch die Vielseitigkeit, den breit gestreuten Anwendungsmöglichkeiten unserer technischen Alleskönner, sind natürlich auch die dazugehörenden statistischen Zahlen in eine völlig neue Dimension geschossen. Und es scheint, als hätte Professor Lennart Hardell in seinen Forschungsarbeiten den neuen Dimensionen Rechnung getragen. Die bis dato größte statistische Erhebung, die sogenannte Interphone Studie. (Die INTERPHONE-Studie wurde mit etwa 19,2 Millionen Euro gefördert. An der Mischfinanzierung war die Mobilfunkindustrie mit knapp 6 Millionen Euro beteiligt, allerdings nicht durch Direktzuwendung, um die Unabhängigkeit der Forschung sicherzustellen. Knapp 10 Millionen Euro wurden von nichtindustriellen nationalen und lokalen Förderquellen in den teilnehmenden Ländern bereitgestellt. Weitere knapp 4 Millionen Euro von der Europäischen Kommission im Rahmen des 5. Forschungsrahmenprogramms der Europäischen Gemeinschaft [FP5]).

Die Autoren räumen in ihrem finalen Report selbst ein, dass die möglichen Effekte bei starken Langzeitnutzern weitere Forschung erforderlich machen. (http://interphone.iarc.fr/UICC_Report_Final_03102011.pdf)

In Reaktionen auf die Veröffentlichung wurden aus mobilfunkkritischen Kreisen zusätzliche Kritikpunkte vorgebracht. Hierzu zählen vor allem die folgenden:

- Die Nutzung schnurloser DECT-Telefone, die ebenfalls einen Einfluss haben könnte, sei in der Studie unberücksichtigt geblieben.
- Hirntumoren entstünden bei anderen schädlichen Einwirkungen erst 15 bis 30 Jahre nach der Einwirkung. Mit meist unter 12 Jahren Beobachtungszeitraum hätte die Studie somit gar keine Langzeitwirkungen nachweisen können.
- Nutzer, die jünger als 30 Jahre waren, seien in der Studie nicht berücksichtigt worden, obwohl das die interessanteste Zielgruppe gewesen wäre.
- Die Berücksichtigung von Erinnerungsfehlern bei den Befragten erfolgte nicht umfassend, sondern willkürlich, um mögliche Ergebnisse wegzureden.

Man kann die Ergebnisse der Publikation auch so interpretieren, dass die Daten klar auf ein erhöhtes Langzeitnutzer-Risiko hindeuten. Stattdessen werden Einzelhinweise aus der Studie systematisch kleingeredet. In ihren Kommentaren sehen dagegen das deutsche Bundesumweltministerium (BMU) und das Bundesamt für Strahlenschutz (BfS), wie auch andere internationale Gremien und Behörden (z. B. ICNIRP, ARPANSA, NCI des NIH), aufgrund der Studienergebnisse keinen Grund, von den derzeit geltenden Grenzwerten und den bisherigen Bewertungen zu möglichen gesundheitlichen Risiken des Mobilfunks abzuweichen. Der Verbraucherschutz kommt auf leisen Pfoten vom BfS: Es bleibt bei seinen Vorsorgeempfehlungen zum Gebrauch mobiler Kommunikationsgeräte. Aber das BMU beauftragte die Strahlenschutzkommission (SSK) mit der Bewertung der vorgelegten INTERPHONE-Ergebnisse.

Mit diesem Kenntnisstand ausgestattet, war ich natürlich besonders gespannt auf den Vortrag von Professor Lennart Hardell. Hier einige Auszüge der Zusammenfassungen daraus:

Das Hirntumorrisiko im Zusammenhang mit der Nutzung von Mobil- und Schnurlostelefonen
Prof. Lennart Hardell, MD, PhD, Michael Carlberg, MSc

»Am 31. Mai 2011 hat die internationale Krebsagentur (IARC) der Weltgesundheitsorganisation (WHO) radiofrequente elektromagnetische Felder des Mobilfunks und anderer Funktechnologien, die ähnliche nicht-ionisierende Strahlung aussenden, als Gruppe 2B Karzinogen (d. h. als mögliche krebserregende Einwirkung für den Menschen) eingestuft. In der folgenden Präsentation werden epidemiologische Befunde zur Nutzung von Mobil- und Schnurlostelefonen und erhöhte Risiken für Hirntumoren diskutiert. Die Evidenz stammt von unseren Untersuchungen aus Schweden (der Hardell-Gruppe) mit unterstützenden Ergebnissen der internationalen, multizentrischen Interphone-Studie. Nach der Beurteilung durch die IARC wurden weitere Untersuchungen veröffentlicht, die den Zusammenhang zwischen der Nutzung von Funktelefonen (Handys und Schnurlostelefonen) und Gliomen sowie Akustikusneurinomen erhärten. Die Befunde zu Meningeomen sind weniger konsistent. Radiofrequente elektromagnetische Felder (RF-EMF) sollten als kanzerogen für den Menschen betrachtet werden, was durch die Anwendung der Gesichtspunkte von Bradford Hill zur Frage von Zusammenhang und Verursachung unterstützt wird.

4.3 Schlussfolgerungen
Die Ergebnisse zeigen klar, dass die Nutzung von Mobiltelefonen das Risiko für Gliome erhöht. Wir konnten zeigen, dass das auch für Schnurlostelefone zutrifft. Leider haben andere Untersuchungen bisher Schnurlostelefone nicht berücksichtigt. Solche Nutzungen auszuschließen, würde die Risikoschätzer in Richtung 1 verzerren, wie wir

in einer Veröffentlichung gezeigt haben (17). Da Interphone Schnurlostelefone nicht geprüft hat, konnten wir in der Meta-Analyse auch nur die Handys einschließen, was zu konservativen Risikoschätzern führte.

5.2 Schlussfolgerungen
Es gab kein signifikant erhöhtes Risiko für die ipsilaterale Nutzung oder die Lokalisation in der Temporalregion bei > 10 Jahre Latenzzeit. Für die kumulative Nutzung > 1640 Stunden fand sich statistisch signifikant erhöhtes Risiko für die ipsilaterale Nutzung. Insgesamt zeigt sich kein klares Bild für einen Zusammenhang, und es gibt keine konsistente Beziehung zwischen der Nutzung von Handy und Meningeomen. Meningeome sind langsam wachsende Tumoren. Daher kann ein Risiko für längere Latenzzeiten als gegenwärtig untersucht nicht ausgeschlossen werden.

8.1 Schlussfolgerungen
Bis jetzt wurden steigende Inzidenzraten von Hirntumoren aus vielen Ländern berichtet. Einige Autoren haben behauptet, dass das schwedische Krebsregister einen hohen Standard hinsichtlich der Meldungen von Hirntumorfällen besitzt (26). Wie gezeigt wurde, ist das nicht der Fall (28). Darüber hinaus muss man vorsichtig bei Schlussfolgerungen aus Inzidenzdaten sein, um Ergebnisse der analytischen Epidemiologie zurückzuweisen. Es könnte andere Faktoren geben, die die Inzidenz beeinflussen, wie etwa die Exposition gegenüber anderen Risikofaktoren für Hirntumoren, die in den beschreibenden Untersuchungen nicht beachtet werden. Die Krebsinzidenz hängt von der Initiation, Promotion und Progression der Erkrankung ab. Der Mechanismus der Kanzerogenese für EF-EMF ist unklar, was zu der Ansicht beiträgt, dass deskriptive Daten zur Tumorinzidenz von begrenztem Nutzen sind.

> 8.3 Fazit
> Auf der Grundlage unserer eigenen Forschung und nach einer Literaturübersicht sollen RF-EMF Emissionen von Funktelefonen als kanzerogen für den Menschen betrachtet werden. Unterstützung für diese Auffassung ergibt sich auch aus einer Analyse unter Nutzung der Gesichtspunkte von Hill. Gliome und Akustikusneurinome sollen als durch RF-EMF verursacht angesehen werden. Derzeitige Expositionsrichtlinien müssen dringend revidiert werden.«

Auch die Erkenntnisse des schwedischen Forschers waren durchaus beim Richter in Washington angekommen. Vor allen Dingen die Anhörung von Professor Kundi, dessen Arbeiten und Erkenntnisse sich in wesentlichen Punkten mit denen von Lennart Hardell decken, brachte immer wieder Nachfragen von Richter Weisberg in Richtung der Hardell-Forschung (»Hardell-Gruppe«) und der Frage von Zusammenhang und Verursachung nach Bradford Hill. Sir Austin Bradford Hill, genannt Tony Hill (* 8. Juli 1897 in London; † 18. April 1991), war ein britischer Epidemiologe, Statistiker, Pionier der randomisierten klinischen Studie und zusammen mit Richard Doll der Erste, der einen Zusammenhang zwischen Rauchen und Lungenkrebs aufzeigte. Dies erreichte er mit der sogenannten British Doctors Study, einer Langzeitstudie über die Gesundheit und die Rauchergewohnheiten britischer Ärzte.

Und – auch die Mobilfunkwelt ist klein – ein gewisser Alexander Lerchl hatte den Schweden attackiert, wie könnte es anders sein … Genau zu einem Zeitpunkt, als Professor Hardells Erkenntnisse in einem Prozess in Italien hinzugezogen wurden, brachte Lerchl eine alte Geschichte aus den 80er-Jahren ans Tageslicht, wonach Hardell seinerzeit Studienergebnisse im Bereich Dioxin manipuliert hätte. Es half alles nichts: Der Oberste Gerichtshof in Italien hat 2012 den Anspruch eines Mannes aus Brescia auf eine staatliche Invalidenrente anerkannt, weil dessen Tumorleiden auf exzessive Dienstgespräche mit dem Mobiltelefon zurückzuführen sei. Wie »La Repubblica« berichtet, hat das Gericht einen kausalen Zusammenhang zwischen täglichen fünf bis sechs Stunden Handytelefonaten und dem gutartigen Hirntumor des 60-jährigen Ex-Managers Innocente Marcolini gesehen. Marcolini wurde in dem Verfahren vom Onkologen Angelo Levis aus Padua unterstützt. Ein Anwalt bereitet inzwischen eine Sammelklage weiterer Erkrankter vor, wie die Zeitung berichtet.

An dieser Stelle darf ich die Veranstalter des Würzburger Kongresses, die Kompetenzinitiative (KI), einmal vorstellen, vor allen Dingen für diejenigen Leser, die sich intensiver mit der Materie auseinandersetzen wollen. Ich hatte den Vorsitzenden, Prof. Dr. phil. Karl Richter und emeritierter Literatur- und Kulturwissenschaftler der Universität des Saarlandes, bei einer Zusammenkunft mit Dr. Hans-Christoph Scheiner kennengelernt, der wie Karl Richter einer der Gründungsmitglieder war. Der Goethe-Experte hatte sich auch mit interdisziplinärer Forschung, z. B. der Geschichte von Naturwissenschaft und Technik, beschäftigt und war auf Ähnlichkeiten zwischen gekaufter Wissenschaft und Verschleierungstaktiken der Tabakindustrie und der Mobilfunkindustrie gestoßen. Die KI definiert ihre Arbeit so:

Die Kompetenzinitiative zum Schutz von Mensch, Umwelt und Demokratie e. V. ist eine internationale, interdisziplinäre und überparteiliche Fachvereinigung, insbesondere von Wissenschaftlern, Ärzten, Juristen und Technikern. Die Initiative ist gemeinnützig.

Sie engagiert sich für einen zeitgemäßen Gesundheits- und Umweltschutz vor allem auf dem Gebiet des Mobil- und Kommunikationsfunks. Mit ihren Aktivitäten will sie beobachtbarer Unwissenheit, Verdrängung und Verharmlosung entgegenwirken und zu einem zeitgemäßen Strahlenschutz beitragen. Sie versteht dabei einen intakten Gesundheits- und Umweltschutz zugleich als zentrale Aufgabe demokratischer Kultur.

Bekannt und populär ist die Kompetenzinitiative durch ihre beiden Publikationsreihen »Wirkungen des Mobil- und Kommunikationsfunks« und »Forschungsberichte«. Erstgenannte Schriftenreihe prägt seit Jahren die Mobilfunk-Diskussion mit. Von Experten geschrieben, dokumentiert sie den aktuellen Fortschritt unabhängiger wissenschaftlicher Erkenntnis in wichtigen Themenbereichen – klar und verständlich in der Sprache, eindeutig im Eintreten für Gesundheit, Umwelt und demokratische Kultur. Die Forschungsberichte informieren über den Stand der Risikoforschung auf oft vernachlässigten Arbeitsgebieten. Sie vertiefen Themen, in denen Chancen und Risiken wissenschaftlich auszuloten sind – eine Abschätzung, die bei der Einführung des Mobilfunks versäumt wurde.

Alle Publikationen sind sowohl im Druck erhältlich als auch online kostenlos als PDF verfügbar.

Webseiten
http://kompetenzinitiative.net/
http://www.aerzteundmobilfunk.de/

Bisher (Stand: 2016) sind in den beiden Reihen erschienen:

Wirkungen des Mobil- und Kommunikationsfunks

Langzeitrisiken des Mobil- und Kommunikationsfunks. Vorträge der Tagung vom 5. April 2014 in Würzburg. Mit Beiträgen von Lennart Hardell und Michael Carlberg, Michael Kundi, Ulrich Warnke, Karl Braun-von Gladiß, Franz Adlkofer, Wilfried Kühling und Bernd Irmfrid Budzinski. 2014/ISBN 978-3-9812598-7-2/84 Seiten.

Was ist vom Strahlenschutz-Auftrag geblieben? Eine Dokumentation zur deutschen Mobilfunk-Politik. Mit Beiträgen von Karl Richter, Klaus Buchner, Ulrich Warnke, Karl Braun-von Gladiß, Markus Kern und Franz Adlkofer. 2013/ISBN 978-3-9812598-6-5/36 Seiten.

Gesundheitsgefahren durch Mobilfunk: Warum wir zum Schutz der Kinder tätig werden müssen. Übersetzung einer Schrift von Mobile Wise. 2012/ISBN 978-3-9812598-5-8/64 Seiten.

Zu den Folgen der Langzeiteinwirkungen von Elektrosmog. Karl Hecht. 2012/ISBN 978-3-9812598-4-1/64 Seiten.

Strahlenschutz im Widerspruch zur Wissenschaft. Eine Dokumentation. Von Franz Adlkofer und Karl Richter. 2011/ISBN 978-3-9812598-3-4/64 Seiten.

Warum Grenzwerte schädigen, nicht schützen – aber aufrechterhalten werden. Beweise eines wissenschaftlichen und politischen Skandals. Mit Beiträgen von Franz Adlkofer, Karl Hecht, Lebrecht von Klitzing, Klaus Kniep, Wilhelm Mosgoeller, Karl Richter, Hans-Christoph Scheiner, Ulrich Warnke. 2009/ISBN 978-3-9812598-2-7/64 Seiten.

Wie empfindlich reagieren die Gene auf Mobilfunkstrahlung? Stand der Forschung – Entwarnungen und Intrigen – Vorschlag zur Selbsthilfe. Mit Beiträgen von Franz Adlkofer, Igor Y. Belyaev, Karl Richter und Vladislav M. Shiroff. 2008, 2. A. 2009/ISBN 978-3-9812598-1-0/64 Seiten.

Die Gefährdung und Schädigung von Kindern durch Mobilfunk. Ärztliche Beobachtung – wissenschaftliche Erkenntnis – gesellschaftliche Erfahrung. Mit Beiträgen von Heike-Solweig Bleuel, Markus Kern, Karl Richter, Cindy Sage, Cornelia Waldmann-Selsam, Ulrich Warnke und Guido Zimmer. 2008, 2. A. 2009/ISBN 978-3-9812598-0-3/52 Seiten.

Bienen, Vögel und Menschen. Die Zerstörung der Natur durch ›Elektrosmog‹. Ulrich Warnke. 2007, 2. A. 2008/ISBN 978-3-00-023124-7/48 Seiten.

Forschungsberichte

Ist die Unterteilung in ionisierende und nichtionisierende Strahlung noch aktuell? Karl Hecht. 2015/21 Seiten.

Steigende ›Burn-out‹-Inzidenz durch technisch erzeugte magnetische und elektromagnetische Felder des Mobil- und Kommunikationsfunks. Forschungsbericht. Ulrich Warnke und Peter Hensinger. 2013/32 Seiten.

›Wetterfühligkeit‹ und Elektrosensibilität. Walter Sönning. 2013/8 Seiten.

Mobilfunk und Grenzwerte. Der Mobilfunk und seine ›Grenzwerte‹. Zur gezielten Begriffsverwirrung beim Elektrosmog-Problem. Walter Sönning und Hans Baumer †. 2013/6 Seiten.

Kommunikation ohne Smog. Stefan Spaarmann. 2013/20 Seiten.

Die Leugnung des Elektrosmog-Risikos für Tiere und Pflanzen und ihre Folgen. Zu einer Stellungnahme des Bundesamtes für Strahlenschutz (BfS). Ulrich Warnke und Karl Richter. 2012/14 Seiten.

Gesundheits- und umweltverträgliche Massen-Kommunikation mit Photonischen Netzen. Claus Scheingraber und Stefan Spaarmann. 2012/127 Seiten.

Wirkungen elektromagnetischer Felder auf Pflanzen. Beobachtungen und Studien aus 80 Jahren. Cornelia Waldmann-Selsam. 2010/15 Seiten.

Handystrahlung – eine Gefahr für Kinder? Dokumentation einer Kontroverse. Dr. med. Joachim Mutter antwortet Professor Dr. Alexander Lerchl. 2010/45 Seiten.

Die Auswirkungen elektromagnetischer Felder auf Tiere. Ein Forschungsbericht. Ulrich Warnke. 2009/12 Seiten.

Der Wert der Grenzwerte für Handystrahlungen. Karl Hecht. 2009/72 Seiten.

Das erste Kapitel des Reports der Bioinitiative. Eine Zusammenfassung für die Öffentlichkeit. Erstellt für die Bioinitiative Working Group von Cindy Sage (2007) deutsche Übersetzung von Katharina Gustavs. 2009/39 Seiten.

DIE ORDER VON D. C.

Im Spätsommer 2014 weilte ich wieder in Washington. Meine Informanten hatten mir dazu geraten. Und in der Tat, am Freitag, den 8. 8. 2014, hatte Richter Weisberg seine Order erteilt.

Jeder einzelne Gehirntumorfall muss vor einer Jury verhandelt werden. Mit diesen Punkten:

- VORSÄTZLICHER BETRUG
- FAHRLÄSSIGE FALSCHDARSTELLUNG
- SORGFALTSPFLICHTVERLETZUNG
- VERBRAUCHERSCHUTZVERLETZUNG
- KONSPIRATION

Ein Durchbruch nach 20 Jahren. So lange hatte es für George Carlo und seine Kollegen gedauert – von der ersten Warnung der Wissenschaft bis zu deren Anerkennung vor Gericht. Bedauerlicherweise mussten Menschen erst sterben oder extrem leiden, bevor sich etwas änderte. Für mich sind die unbeirrbaren Mobilfunkforscher Helden, denn sie sind nicht eingeknickt.

Der Richter hat durch seine Order ihre Arbeit offiziell anerkannt und dadurch den Weg bereitet für eine geschützte Zukunft der Verbraucher.

Mein Freund George gibt mir für meinen Film ein Interview:

»Lesen wir die Order! Die finanziellen und sozialen Kosten aufgrund einer Beschränkung solcher Geräte wären beträchtlich. Der mögliche Verlust an Menschenleben wäre jedoch weitaus gravierender. Wenn wir jetzt nicht handeln und in 30 oder 40 Jahren feststellen müssen, dass unsere Zweifel berechtigt waren.« [Dr. George Carlo]

»Es gibt also die Chance einer Gesetzesänderung?«

[Klaus Scheidsteger]

Carlo: »Ja, denn in unserem Rechtssystem führen Ergebnisse von Gerichtsverfahren zu neuen Gesetzen. Was der Richter in dieser Order entschieden hat, ist quasi ein neues Gesetz! Also so entstehen in den USA Gesetze. Mit anderen Worten: Der Richter hat hiermit die Basis für sinnvolle neue Gesetze geschaffen. Denn wenn die Justiz sozusagen als Gesetzgeber auftritt, passieren häufig Fehler. Was Handystrahlung angeht, haben bislang weder die Gesetzgeber noch die zuständigen Behörden die Öffentlichkeit entsprechend geschützt. Daher ist dieser Prozess notwendig, um das Gemeinwohl zu schützen.«

Ein mutiger Richter hat nun die Weichen dafür gestellt, dass der Mann, der von der Industrie vor 20 Jahren auserkoren wurde, die Verbraucher zu beruhigen, endlich seinen Job zu Ende bringen kann.

Mein Film endet mit diesen Worten und einer Einblendung

DIE ANWÄLTE DER INDUSTRIE SIND IN
BERUFUNG GEGANGEN
SIE FORDERN, DIE ANHÖRUNG DER
WISSENSCHAFTLER ZU WIEDERHOLEN

DIE WERTLOSIGKEIT EINES SCHUTZWERTES

Meine allerletzte Reise für meinen Film bringt mich nach Finnland, genauer gesagt nach Oulu im hohen Norden. Eine dort neu gegründete Firma hatte Dr. George Carlo kontaktiert und ihm angeboten, in den Wissenschaftlichen Beirat einzutreten. Die beiden Firmengründer Pasi Niemi und Markku Kankaala waren bereit, Auskunft zu geben über eine technische Neuerung, die, wie mir George mit auf den Weg gab, Eins zu Eins der Forderung von Richter Weisberg entsprach, nämlich das Gesundheitsrisiko nicht zu ignorieren.

Oulu gilt als das Informations-Technologie-Zentrum Finnlands. Einst wurde hier das Forschungsinstitut des Handy-Herstellers Nokia betrieben, dem ehemaligen Weltmarktführer.

Wer erinnert sich nicht an diverse Modelle aus der Hochphase des Erfolgs. Doch Nokia hatte die Smartphone-Entwicklung verschlafen und die Handysparte nach und nach reduziert und schließlich 2014 an Microsoft verkauft.

Meine Ansprechpartner hatten das in Oulu vorhandene Know-how genutzt. Sie wollten das Handy strahlungssicher machen und entwickelten zunächst eine SAR-Software, die den SAR-Wert permanent messen kann. Ihre Entdeckung ist bahnbrechend. Der Software-Ingenieur Pasi Niemi erzählt:

»Als wir den SAR-Wert im Labor gemessen haben, entsprach er den Richtwerten. Aber als wir ihn dann außerhalb des Labors unter realen Nutzerbedingungen gemessen haben, fanden wir heraus, dass die meisten Handys weit über der Norm lagen. Sogar jene Handys, die unter Laborbedingungen innerhalb des Standards lagen, hatten unter realen Nutzerbedingungen einen bis zu 5-fach erhöhten SAR-Grenzwert!

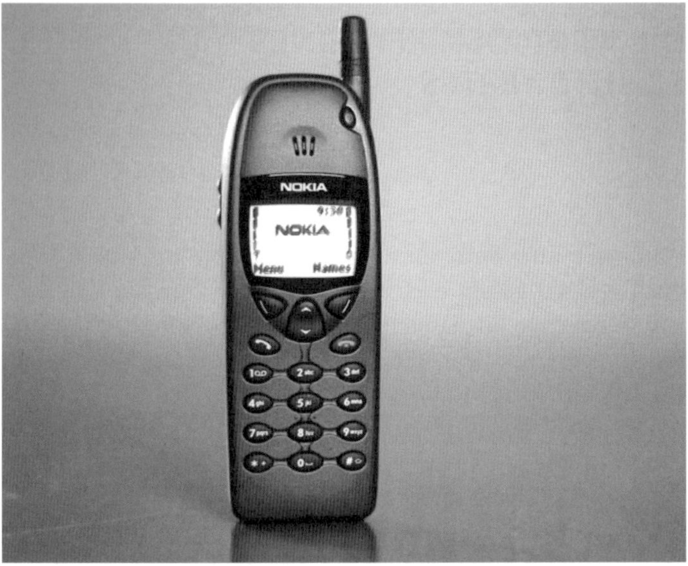

Das war wirklich ein großer Schock für uns.«

Die Messprotokolle zeigen den Anstieg des SAR-Wertes vor allen Dingen bei Nichteinhaltung des Sicherheitsabstandes von 1,5 cm. Doch wer hält den schon ein? In aller Regel trägt der Handynutzer sein Gerät am Körper und setzt sich so, in bestimmten Situationen, einer erhöhten Strahlenbelastung aus. Für die Finnen war klar, es musste eine Lösung her. Eine, die im richtigen Leben hilft.

Pasi Niemi: »Die Lösung ist sehr einfach. Findet ein Datenaustausch statt, kontrollieren wir die Strahlung. Ist die Strahlungsintensität dann zu hoch, können wir den Datenaustausch einfach stoppen. Wenn Sie Ihr Handy am Köper tragen und z. B. in einem Aufzug eine E-Mail erhalten, erkennt die Software, dass die Strahlenbelastung nun höher ist, als sie sein sollte. Sie stoppt dann den Datenfluss, und wenn Sie den Aufzug wieder verlassen, wird der Datenaustausch wieder freigegeben. Für Sie als Nutzer heißt das, Sie bekommen Ihre E-Mails nicht im Aufzug, sondern erst nachdem Sie den Fahrstuhl verlassen haben. Es gehen also keine Daten verloren. Die Software schützt Sie also in Situationen, in denen Sie einer erhöhten Strahlenbelastung ausgesetzt wären.«

Das will ich überprüfen, begebe mich mit den beiden Finnen in den Büroaufzug. Und in der Tat zeigt Markkus Handy einen rasanten Anstieg der generellen Leistungsdichte an und das von Pasi eine deutliche Erhöhung weit oberhalb des Sicherheits-Richtwertes von 2 W/kg ...

Pasi Niemi: »Wenn ich hier im Aufzug also einen Anruf tätige und mir den SAR-Wert anzeigen lasse, sehe ich, dass er konstant bei 4,9 W/kg liegt. Sobald ich den Fahrstuhl dann wieder verlasse, sinkt der SAR-Wert fast gegen Null.«

Ich bin beeindruckt, kann die Werte am Display der beiden Tüftler ablesen. Die dann aktivierte Sicherheits-Software würde die Datenübertragung im Aufzug stoppen und somit die erhöhte Strahlung unterbinden.

Die Software-Lösung aus Oulu wurde 2014 zum Patent angemeldet und wird weiter zur Marktreife entwickelt – die Hersteller haben eine große Studie in Auftrag gegeben. Mich wundert es dennoch, hier kommt eine mögliche Lösung aus Finnland, aber nicht von Nokia. Haben die denn nie an eine entsprechende Schutzmaßnahme gedacht?

»Sie haben offensichtlich nicht daran gedacht, sowas zu machen. Sie kennen die Technik, sie wussten, wie alles funktioniert. Das ist ja ein altes Nokia-Labor, hier wurde alles entworfen. Und nun haben wir die alten Labs genutzt und mit dem neuesten Stand der digitalen Möglichkeiten abgeglichen.«

[Pasi Niemi]

Der Software-Ingenieur erzählt mir von weiteren aktuellen Tests. Zurzeit testen sie ein Programm, um die Strahlenbelastung allerorts zu erfassen. Dass das Handy selbst Zonen zu hoher Strahlenbelastung anzeigen kann, wird sicher die Gesundheitsexperten faszinieren.

Pasi sagt, dass zum Beispiel in seinem abgelegenen Ferienhaus die Strahlenbelastung um ein Zehnfaches steigt.

Wir fahren mit dem Auto, und er demonstriert verschiedene Messwerte. Ich lerne viel über Messmöglichkeiten und spiele auf den Gesundheitsaspekt an. Pasi Niemi: »Wir sind die Ingenieure, kennen die Technik, wissen, wie zu messen ist. In Bezug auf Gesundheitsrisiken haben wir allerdings keine Ahnung. Deshalb brauchen wir Leute wie George Carlo, der uns berät und uns sagt, worauf wir den Fokus legen müssen. Deshalb sind wir auch sehr dankbar, dass wir mit ihm arbeiten dürfen. Wir stehen im ständigen Austausch mit ihm. Und … ja, das ist eine sehr interessante Reise.«

Wie das Leben so spielt. Nachdem wir wissen, dass wir, ohne es zu wissen, per Handy überwacht werden, können wir jetzt das Handy zur Überwachung des Industrie-Sicherstandards und somit zu unserer eigenen Sicherheit nutzen. Außerdem vermag die finnische Lösung, die Industrie vor Gericht mit ihren eigenen Mitteln zu schlagen.

In dem Moment im hohen Norden glaube ich zu wissen, wer bald zuletzt lacht …

ZWISCHENSPIEL

Durch die Arbeit an meinem Film ist Wien in gewisser Weise zu meiner zweiten Heimat geworden. Hier habe ich Menschen getroffen, die mir in jeder Beziehung helfen, ein großes Kino-Dokumentarfilm-Projekt in einem umstrittenen Thema zu stemmen. Durch Empfehlung von Kollegen aus Deutschland lande ich bei der Schneiderei, einer im Schwerpunkt auf TV-Berichterstattung spezialisierten Herstellungsfirma im Wiener 18. Bezirk. Der Geschäftsführer, ein großer Mann aus dem Schwarzwald, ein erfahrener Cutter und Bildgestalter und mein absoluter Star hinter den Kulissen, Markus Stammen. Ihm habe ich viel zu verdanken, was die filmische Gestaltung, die technische Herstellung und die szenische Umsetzung sowie die kritische Begleitung meiner redaktionellen und textlichen Arbeit anbelangt. An seiner Seite agiert die gute Seele der Schneiderei, eine junge Frau aus Graz, die für Thank You For Calling die Produktionsleitung übernommen hat, Birgit Scheucher. Sie bringt die nötige Ruhe ins Spiel, organisiert mit professioneller Kenntnis der Filmmaterie alle notwendigen Maßnahmen und bleibt auch in Stresssituationen ausgeglichen und verständnisvoll.

Noch ein »Piefke«, der Kameramann Chris Schlicht, den es vor acht Jahren nach Wien verschlagen hat und der mit Sachkenntnis, Humor und bester Laune einen tollen Job abliefert.

Zusammen mit den Profis vom Ton, von der Technik und Grafik usw., die Jungs aus der Schneiderei, Dominik Achatz und Marcel Gratz, oder meinen persönlichen Assistenten Harald Scheucher, waren wir tatsächlich auf dem Weg zur Herstellung meines ersten Kino-Dokumentarfilms. Und immer wieder Wien: Daniela Fischer und Raimund Bretterbauer komponierten die Musik direkt für den Film und leisteten einen weiteren tollen kreativen Beitrag zum Gelingen. Die wissenschaftliche Beratung übernahm Professor Mosgöller, der sich zunehmend begeistern konnte für unser Film-Projekt.

Und dann war da ja noch Tina Goebel, die mittlerweile ehemalige Wissenschaftsjournalistin beim Wiener Nachrichtenmagazin profil. Noch so ein Goldschatz. Diese junge Frau hat mir ganz viele Türen geöffnet, hat während der Produktion schon die Werbetrommel gerührt und einen ersten Weg geebnet zum Vertrieb des Films, indem sie mich mit dem Wiener Verleiher »Filmladen« verbunden hat. Da war es zunächst eine junge Französin, Marie Regehr, die ihren Chef im Hause Filmladen Wien, Michael Stejskal, überzeugen konnte, dass TY4C, wie er in der Abkürzung heißt, eine gute Sache für den Kinofilmmarkt in Österreich sei.

Eine spannende Zeit für mich. Auf der einen Seite die Entstehung eines Films, auf der anderen Seite die Ereignisse rund um die Forschung und am Gericht in Washington D. C.!

Und parallel die unaufhaltsame Erfolgsgeschichte der Smartphones, aber auch die Tücken des Systems im Hinblick auf Abhörsicherheit (NSA lässt grüßen), Burnout und Suchtverhalten. Die Technologie wurde eingeführt ohne jede Abklärung von Nebenwirkungen. Es sieht für mich als Insider zunehmend so aus, als würde diese Tatsache unsere Welt peu á peu zum Schlechten verändern. Auch mein Film zeigt kurz ein Beispiel von FOMO, Fear Of Missing Out, die Angst, etwas zu verpassen, die vor allen Dingen die jungen Menschen erfasst hat. Eine Jugend, die laut einer englischen Studie durchschnittlich 280-mal am Tag zum Smartphone greift, eben um nichts zu verpassen …

Auf der anderen Seite greifen die Mechanismen noch, die im Umgang mit der kritischen Wissenschaft von mir geschildert wurden. Auch über zwanzig Jahre nach dem War-Game-Memo kommt es noch immer zur Anwendung.

Im Rahmen meiner nie enden wollenden Recherche bin ich auf folgenden Beitrag von Professor Erich Schöndorfer, Staatsanwalt im Holzschutzmittelprozess, gestoßen. Er charakterisiert seine Erfahrungen mit gewissen Gutachtern als Wissenschaftskriminalität:

»Bei der Auswahl der Gutachter kann sich die Justiz Spezialisten holen, darf sich die Rosinen aus dem großen Ärztekuchen picken. Das macht sie auch. Prominente Lehrstuhlinhaber, internationale Kapazitäten, doppelt und dreifach Promovierte bevölkern die Gerichtssäle. Und trotzdem gibt es keine Gerechtigkeit für Chemikalienkranke. Oder gerade deswegen? Vor wenigen Jahren wurde das Problem noch unter dem Begriff der käuflichen Wissenschaft gehandelt. Mittlerweile ist man deutlicher geworden und spricht von Wissenschaftskriminalität. Zahlreiche Sachverständige begutachten einfach falsch. Sie irren nicht, sie lügen. Und sie lügen mit Kalkül, immer zugunsten des am Verfahren beteiligten wirtschaftlich Mächtigeren, des Unternehmens, des Konzerns, der Hersteller. Nie zum Vorteil der kranken Kläger. (…) Was die Sachverständigen da tun, ist kein Freundschaftsdienst, sondern Teil eines Geschäfts: Unwahrheit gegen Cash. … Die Heimstätten unserer Sachverständigen hängen am Tropf der Konzerne. Deren Unterhaltsleistungen erfolgen ganz und gar unspektakulär und unverfänglich in Form von Forschungs- und Gutachtenaufträgen und hin und wieder auch als Spende oder Doktorandenstipendium. Dafür dürfen die Unternehmen sich etwas wünschen: günstige Expertisen. Die bekommen sie auch, ansonsten wäre die geschäftliche Beziehung gefährdet.« (Spiegel 23/1999)

Im Vorfeld der ersten Pressevorführung meines Films im Votivkino in Wien, organisiert durch meinen Filmverleiher »Filmladen Wien«, hatten die Juristen das Wort. Es ist ein heißes Thema. Natürlich sind äußerst kritische und hochsensible und brisante Äußerungen im Film übernommen. Allein der Trailer zum Film, ein knapp zweiminütiges Feuerwerk der Bilder und Informationen, musste sieben Mal umgeschnitten werden! (www.thankyouforcalling.eu). Die Presse in Österreich wurde umfangreich informiert. Es kamen etwa achtzig Vertreter in den Kinosaal, um am 1.12.2015 die erste Vorführung auf Kino-Großleinwand anzuschauen. Danach stand ich zusammen mit Professor Mosgöller und Tina Goebel den Fragern zur Verfügung. Es war für mich ein überwältigender Moment, diverse Komplimente dieser Art zu hören: »Ich dachte mir im Vorfeld des Films, was kann das schon sein, ein Film über Handys, ist sicher langweilig. Aber Sie haben ja einen Krimi abgeliefert, toll. Ich dachte, ich sehe einen Tatort.« Es gab im Saal nicht einen Zuschauer, der etwas zu meckern hatte, im Gegenteil, bereits zwei Tage später berichtete ›profil online‹ mit einem ausführlichen, ausgewogenen Artikel über den zu erwartenden Film. Kein Geringerer als der in Österreich als »Mister profil« geadelte, ehemalige Herausgeber und Chefredakteur, der große Mann des kritischen Journalismus, Peter Michael Lingens, schrieb als Erster über den Film. Aus seinem Artikel »Das Handy Gesundheitsrisiko«: »Die Summen, die VW zurückstellen muss, um allfällige Schadensersatzansprüche auf Grund seines Abgas-Betruges zu befriedigen, sind ein Trinkgeld, gemessen an den Milliarden, die die Handy-Industrie und ihr verwandte Industrien zurückstellen müssen, wenn sie einen der Prozesse verlieren, die demnächst mit beträchtlicher Wahrscheinlichkeit in den USA gegen sie stattfinden dürften: Wenn ein Kläger glaubhaft machen kann, dass sein Gehirntumor auf die intensive Nutzung eines Handys zurückzuführen ist.

Die Antwort auf diese Frage ist eng mit Forschungsergebnissen aus Wien verbunden – und bis zu einem gewissen Grade auch mit Berichten des profil: Wiener Wissenschaftler sind nämlich unter den wichtigsten Sachverständigen, die bei den angeführten Schadensersatz-Prozessen gehört werden müssten bzw. schon gehört worden sind – und im Wissenschaftsteil des profil hat dessen Mitarbeiterin Tina Göbel die heftigen Angriffe, denen sie ausgesetzt waren, als ungerechtfertigte Intrigen entlarvt.

Vielleicht aus diesen beiden Gründen lud der Deutsche Wissenschaftsjournalist Klaus Scheidsteger letzte Woche im Wiener Votiv-Kino zu einer Vor-Vorführung seiner filmischen Dokumentation dieses Streit-Themas ein. ›Thank You for calling‹ wird im Februar kommenden Jahres als Dokumentarfilm in die Kinos kommen und so viel Aufsehen erregen, dass es mir gerechtfertigt scheint, schon jetzt darauf einzugehen.

Denn es geht gleich mehrfach um denkbar brisante Fragen:

- Erstens und vor allem natürlich um die Frage, ob Handystrahlung tatsächlich geeignet ist, Krebs zu erzeugen.
- Zweitens, ob das Risiko besteht, dass wir in dreißig, vierzig Jahren auf Grund der derzeit so häufigen, so intensiven Nutzung von Handys immer mehr Tumoren beobachten könnten. Denn so lange kann es dauern, bis ein heute grundgelegter Tumor sich tatsächlich herausgebildet hat.
- Und Drittens, aber nicht zuletzt: ob in einem Bereich, in dem eine schon jetzt riesige, aber rasant weiter wachsende Industrie jede Woche Milliarden umsetzt, Risiko-Forschung überhaupt noch möglich ist – oder ob eine solche Industrie von vornherein ›too big to fail‹, gegen jede Kritik immun ist.«

So weit der Einstieg aus dem Artikel von Peter Michael Lingens, profil online vom 3.12.2015.

Bis zur Premiere leistete die Presseabteilung des Verleihers ganze Arbeit. Es erschienen vier TV-Beiträge (3 × ORF, 1 × Puls4), mehrere Radiobeiträge (Ö1 und ORF regional, sowie mehrere Lokalsender), eine Titelgeschichte in Österreichs größtem Jugendmagazin »Topic«, Interviews, Reportagen teilweise doppelseitig in diversen Tageszeitungen. Der Film kam in Österreich ins Gespräch, das machte Spaß.

Doch dann gingen plötzlich die Shit-storm-Attacken im Netz los, völliges Neuland für mich. Teilweise so offensichtlich bösartig und hämisch, dass ich entschied, mich nie darauf einzulassen. Meine Freunde vom Verbraucherschutz-Verband diagnose:funk schickten mir diverse Dokumente und machten mich darauf aufmerksam, dass auch ein gewisser Herr Lerchl zu den »Film-Beschützern« gehörte. Und in der Tat ist dieser Mann kaum an Dreistigkeit zu übertreffen. Er schickte bereits den ersten online-Leserbrief an Peter Michael Lingens und behauptete darin weiterhin dreist, die Wiener Forschung sei gefälscht, auch wenn er nicht mehr sagen dürfe, dass die Labor-Assistentin die Fälscherin sei!

Auf die Frage von Peter Michael Lingens, wer denn dann der Fälscher sei, antwortete Lerchl freilich nicht mehr.

Das Landgericht Hamburg hatte erst im April 2015 beschieden, dass Herr Lerchl seine Vorwürfe gegen die Laborassistentin Elisabeth K. nicht mehr äußern dürfe und eine Strafe von 250 000 Euro ausgesetzt, falls er gegen diese Auflage verstoße. Herr Lerchl hatte zuletzt im Jahre 2014 in einem Fachjournal für Laborpersonal geschrieben: »… der Herr Uli Hoeneß sitzt hinter Gittern, und die Labor-Assistentin Elisabeth K. läuft immer noch frei herum …« Daraufhin war Professor Franz Adlkofer endgültig der Kragen geplatzt. Er zog mit der Laborantin vor das Hamburger Amtsgericht, wohlwissend, dass er diesen Prozess nur gewinnen konnte, weil Herr Lerchl in der Tat keinerlei handfeste Beweise für seine Fälscher-Behauptung beibringen konnte. So geschah es denn auch. Lerchl ist verurteilt, will aber nicht aufgeben. Mittlerweile wird es aber wunderlich, er behauptet weiterhin die Fälschung, aber es gibt keine Fälscher. Ein Rätsel, das nur Lerchl zustandebringt, aber keiner löst.

Ebenfalls verblüffte Herr Lerchl die Welt der Wissenschaft mit der Veröffentlichung einer Studie, die sehr stark an die frühe Arbeit eines gewissen Mike Repacholi erinnerte, und in der Herr Lerchl und sein Team tatsächlich Risiken gefunden hatten!

Ich überlasse an dieser Stelle das Feld dem wunderbaren Professor Adlkofer und darf seine Stellungnahme zu dem neuen Lerchl-Phänomen hier eins zu eins übernehmen.

Stellungnahme von Prof. Dr. Franz Adlkofer, Stiftung Pandora

Das Unerwartete geschieht immer

Eine schmerzhafte Lektion für den notorischen Verleumder Alexander Lerchl und noch mehr für Industrie und Politik, die sich seiner »Expertise« seit vielen Jahren bedienten.

JBS Haldane, groß als Mensch und groß als Wissenschaftler, hat die Erfahrungen seines Lebens in einem Satz zusammengefasst: »The unexpected always happens« (Das Unerwartete geschieht immer). Wie recht er hat, hat soeben Professor Alexander Lerchl von der privaten Jacobs University in Bremen unter Beweis gestellt. Er, der als Mitglied der Strahlenschutzkommission (SSK) dem Strahlenschutz zum Hohn jahrelang die Interessen von Industrie und Politik vertreten und dabei Wissenschaftler wie Lennart Hardell und mich, deren Forschungsergebnisse mit den seinigen nicht in Einklang zu bringen waren, als Datenfälscher beschimpft hat, veröffentlicht plötzlich eine Arbeit, die alles, was er bisher behauptet hat, ad absurdum führt.

In meinem Artikel »Die Entwarnung vor gesundheitlichen Risiken des Mobilfunks durch das Deutsche Mobilfunk Forschungsprogramm (DMF) beruht mehr auf Wunschdenken als auf Fakten« in der Schriftenreihe der Kompetenzinitiative schrieb ich schon 2008[1]:

»Besondere Brisanz kommt neuerdings einer noch nicht publizierten, aber bei einem Workshop in Berlin im Mai 2008 vorgestellten Studie aus dem Fraunhofer-Institut für Toxikolo-

1 Adlkofer F. Die Entwarnung vor gesundheitlichen Risiken des Mobilfunks durch das Deutsche Mobilfunk Forschungsprogramm (DMF) beruht mehr auf Wunschdenken als auf Fakten. In: Wie empfindlich reagieren die Gene auf Mobilfunkstrahlung? Schriftenreihe der Kompetenzinitiative zum Schutz von Mensch, Umwelt und Demokratie e.V. Heft 3 (2008)

gie und Experimentelle Medizin in Hannover zu. In dieser Untersuchung wurde gezeigt, dass die UMTS-Strahlung bei Mäusen selbst zwar nur eine geringe gentoxische Wirkung im Sinne der Tumorinitiation besitzt, aber eine recht ausgeprägte epigenetische im Sinne der Tumorpromotion aufweist. Bei pränatal mit dem Kanzerogen N-Äthylnitrosoharnstoff (ENU) behandelten Mäusen verursachte die UMTS-Strahlung bei einer Intensität weit unterhalb des geltenden Grenzwertes eine signifikant über die Wirkung von N-Äthylnitrosoharnstoff hinausgehende Zunahme der Tumorrate in Leber und Lunge. Diese Wirkung trat ein, wenn die Strahlenexposition unmittelbar nach der Verabreichung von N-Äthylnitrosoharnstoff noch im Mutterleib einsetzte und nach der Geburt lebenslang fortgesetzt wurde. Die UMTS-Strahlung allein führte lediglich zur Entstehung präkanzeröser Herde in der Leber der Tiere«.

Die Studie wurde zwar von Tillmann et al. 2010 publiziert[2], geriet aber trotz ihrer immensen wissenschaftlichen Bedeutung weitgehend in Vergessenheit. Warum auch immer, es blieb Lerchl, dem lautstarken Prediger der Harmlosigkeit der Mobilfunkstrahlung, vorbehalten, den Fraunhofer-Versuch mit Mitteln des Bundesamtes für Strahlenschutz (BfS) zu wiederholen. Offensichtlich waren die dabei erhaltenen Ergebnisse so eindeutig, dass sich angesichts der zahlreichen Mitwisser ihr Vertuschen von vornherein als unmöglich erwies. Lerchl, dem es bisher mittels abwegiger Versuchsplanung, manipulativer Eingriffe in den Versuchsablauf und willkürlicher Datenanalyse immer gelungen war, seine Ergebnisse den Wünschen seiner Auftraggeber anzupassen[3], blieb diesmal nichts anderes mehr übrig, als die Flucht nach vorne anzutreten. Er bekennt:

---

2 Tillmann T, Ernst H, Streckert J, Zhou Y, Taugner F, Hansen V. Dasenbrock C. Indication of cocarcinogenic potential of chronic UMTS-modulated radiofrequency exposure in an ethylnitrosourea mouse model. Int J of Radiat Biol 2010 Jul; 86(7): 529-41. doi: 10.3109/09553001003734501

3 Adlkofer F. Die Grenzwerte zum Schutz der Bevölkerung vor Hochfrequenzstrahlung sind das Ergebnis institutioneller Korruption. http://www.stiftung-pandora.eu/downloads/pandora_doku_vortrag-harvard-erweitert-2012.pdf

»Die vom Fraunhofer-Institut 2010 entdeckten Effekte auf Tumoren der Leber und der Lunge wurden vollauf bestätigt«. Zwar streitet er das gentoxische Potenzial der UMTS-Strahlung, das Tillmann et al. zusätzlich zur promotorischen Wirkung beobachtet haben will, immer noch ab, doch es ist nur eine Frage der Zeit, bis er auch dazu seinen Irrtum wird eingestehen müssen.

Wie Lerchl inzwischen selbst erkannt hat, haben seine jüngsten Ergebnisse durchaus das Potenzial, das wiederholt beschriebene erhöhte Hirntumorrisiko bei Viel- und Langzeitnutzern von Mobiltelefonen zumindest teilweise zu erklären[4]. Lennart Hardell hat bei seinem Vortrag anlässlich der Tagung der Kompetenzinitiative über die Langzeitrisiken des Mobil- und Kommunikationsfunks am 5. April 2014 in Würzburg folgende Abbildung gezeigt[5]:

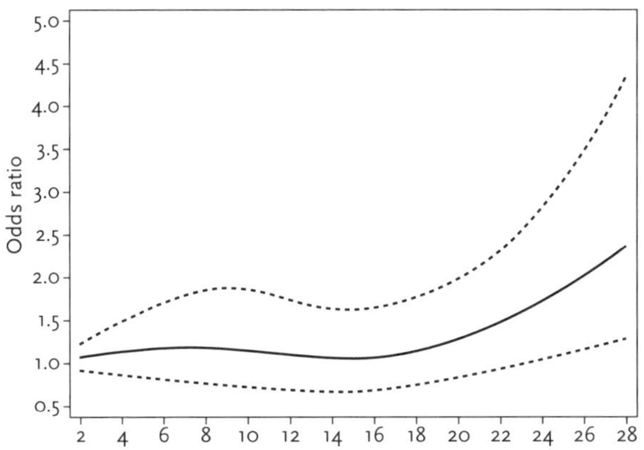

4 Lerchl A, Klose M, Grote K, Wilhelm A.F.X, Spathmann O, Fiedler T, Streckert J, Hansen V, Clemens M. Tumor promotion by exposure to radiofrequency electromagnetic fields below exposure limits for humans. Biochemical and Biophysical Research Communication. In Press

5 Hardell L und Carlberg M. Das Hirntumorrisiko im Zusammenhang mit der Nutzung von Mobil- und Schnurlostelefonen. In: Langzeitrisiken des Mobil- und Kommunikationsfunks. Öffentliche Tagung der Kompetenzinitiative e. V., Würzburg, Festung Marienberg, 5. April 2014.«
(Mit freundlicher Genehmigung von Prof. Dr. Franz Adlkofer)

Die durchgezogene Linie zeigt den Anstieg bösartiger Hirntumoren bei Nutzern von Mobil- und Schnurlostelefonen in Abhängigkeit von der Nutzungsdauer. Der frühe noch niedrige Gipfel weist – wie es aussieht – auf die strahlenbedingte Beschleunigung des Wachstums eines zwar schon vorhandenen, aber noch nicht diagnostizierten Tumors hin. Die Ursache des späten Gipfels, der nach einer Latenzzeit von ca. 16 Jahren einsetzt, kann dagegen nur mit der initiatorischen Strahlenwirkung erklärt werden, die der Diagnose in der Regel Jahrzehnte vorausgeht. Die gestrichelten Linien entsprechen dem 95%-Vertrauensintervall und zeigen an, in welcher Bandbreite mit dem Anstieg des Hirntumorrisikos zu rechnen ist.

Bleibt abzuwarten, ob Industrie und Politik endlich zur Kenntnis nehmen, dass ihr langjähriger Kronzeuge für die Unbedenklichkeit der Mobilfunkstrahlung diese Funktion wohl kaum noch in ihrem Sinne wahrnehmen kann. Deshalb sollte der von Lerchl zweifellos als Super-GAU empfundene Ausgang seines Forschungsvorhabens für die in der Politik für den Strahlenschutz der Bevölkerung Verantwortlichen endlich der Anlass sein, darüber nachzudenken, wie die Mobilfunktechnologie der menschlichen Natur angepasst werden kann. Der umgekehrte Weg, der bisher eingeschlagen wurde, dürfte nämlich für viele Menschen in die Katastrophe führen.

Dass sich dieser Mensch Lerchl dann als Botschafter der Industrie nach Wien begibt, um im Auftrag der Industrie-Lobby Österreichs (FMK = Forum Mobil Kommunikation) an einer Diskussions-Veranstaltung teilzunehmen, ist schon ein starkes Stück, zeigt aber auch, wo er wirklich steht. Immerhin kommt er direkt auf Einladung der Industrielobbyisten und verbreitet weiterhin Desinformationen, wie die, dass es Fälschung ohne Fälscher gibt.

NACHSPIEL

Der Pressesprecher des Industrie-Lobby-Vereins FMK rief ständig bei der Pressestelle des Filmladens an und forderte einen Platz bei der für den 22. 2. 2016 angesetzten Diskussions-Veranstaltung im Votivkino. Nach der Filmvorführung sollten Tina Goebel, Wilhelm Mosgöller und ich, geleitet von einer ehemaligen ORF-Redakteurin, mit dem Publikum diskutieren. Wir entsprachen dem Wunsch des FMK, einem Industrie-Vertreter einen Podiumsplatz einzuräumen. Wenige Tage vor dem Ereignis meldete der Pressechef des FMK tatsächlich Herrn Professor Alexander Lerchl zur Veranstaltung in Wien ein. Der gute Mann wurde aus Bremen, respektive Hamburg eingeflogen, um den Industrie-Standpunkt zu vertreten … so viel zur neutralen Wissenschaft.

Um es vorwegzunehmen: Die Abendveranstaltung im Votivkino Wien geriet aus den Fugen. Die Moderatorin war offensichtlich überfordert und schlecht vorbereitet. Sie machte ständig Nebenschauplätze auf. Es wurde zunehmend weniger über meinen Film gesprochen. Und – Überraschung – Herr Lerchl hat dann in Wien zusammen mit dem FMK ein Youtube Video gedreht, in dem er, wie am Veranstaltungsabend selbst, seine Fälscher-Vorwürfe aufrechterhält … Mein wissenschaftlicher Berater Wilhelm Mosgöller hat einige Tage danach einen Text zum Ereignis geschrieben und dem Filmladen zur Verfügung gestellt:

Thank You for Calling
Ein Veranstaltungsbericht
Lobbying oder wilde Pöbelei?

»Der Dokumentarfilm ›Thank You for Calling‹ wurde am 22. 2. 2016 im Wiener Votivkino mit anschließender Diskussion vorgeführt.

Lediglich sechs von über hundert Besuchern meinten – mit etwas Verzögerung –, etwas »Beängstigendes« gesehen zu haben. Vorrangig waren das die anwesenden Vertreter der Mobilfunkbranche. Die folgende Diskussion war hitzig.

Allerdings ging es A. Lerchl am Podium weniger um den Film. Wieder einmal nutzte er die Gelegenheit, veraltete Geschichten auszubreiten, nämlich seine Kampagne gegen Wiener Forscher aus 2008.

- *Er blieb es dem Publikum schuldig, seinen sturen Vorwurf »10 Wiener Publikationen wären gefälscht« zu begründen. Er behauptete es zwar besessen, aber seine Unterlagen gaben nichts her.*
- *Er sah sich konfrontiert mit dem krassen Widerspruch seiner Aussagen zu vielen wissenschaftlichen Einrichtungen, darunter:*
  - *Kommission-1, (MUW Untersuchungskommission. 2008)*
  - *Kommission-2 (Ö. Agentur für wiss. Integrität, 2010)*
  - *wissenschaftliche US-Datenbank Medline, die alle von ihm erwirkten Einträge wieder löschte*
  - *Wissenschaftliche Fachjournale, die die von ihm angeschuldigten Arbeiten unverändert publiziert haben. Lerchls Anwürfe sind von vielen wissenschaftlichen Fachgremien geprüft, aber nie bestätigt worden.*
- *Es kam zur Sprache, dass die WHO (IARC) Lerchl aus einem Wissenschaftergremium explizit ausgeladen hat.*
- *Interessantes Detail: Lerchl kommt zu dieser Kino-Diskussion auf Einladung des Mobilfunk-Lobbyisten FMK.*
- *Warum nominiert ihn wohl eine Lobby für eine Kinodiskussion, und warum widersetzt sich die WHO (IARC) seiner Teilnahme an einem wissenschaftlichen Hearing?*

Fazit: Der Film berührt ein Thema, das uns alle – mit und ohne Handy – angeht. Es lässt niemanden kalt, nicht einmal abgebrühte Lobbyisten und Funktionäre.

Lerchls Thesen werden nicht wahrer dadurch, dass er sie jetzt in YouTube verbreitet, immerhin in einem gemeinsamen Video mit dem Lobbyverein FMK »Forum Mobil-Kommunikation«. Da weiß man ehrlich, wie man dran ist.«

Wilhelm Mosgöller
Wien, am 28.2.2016

Es gab noch einen weiteren, mehr als merkwürdig anmutenden »Zwischenfall«. Ausgerechnet aus der Wissenschaftsredaktion von profil kam ein Artikel des Ressortleiters Alwin Schönberger, der mich mit meinem Film in die Ecke der Verschwörer stellt. Eine wütende E-Mail meines Filmverleihers Michael Stejskal an den Chefredakteur des Magazins, Christian Rainer, in dem er sich auch erstaunt darüber zeigt, dass ausgerechnet das für die Premiere als Kooperationspartner bestellte Magazin zu einer derart unqualifizierten Einschätzung des Films kommen könnte, entfachte dann eine heftige Diskussion. Schönberger hatte auch inhaltliche Mängel am Film gesehen. Mir wurde sehr schnell deutlich, aus welcher Ecke der Wind wehte.

Hier ein kleiner Auszug aus meinem Ping-Pong mit Alwin Schönberger (AS):

Sehr geehrter Herr Schönberger! Februar 2016

Ich habe ihre Anmerkungen von Michael Stejskal erhalten und darf im Folgenden darauf eingehen.

Vorweg: Wenn wir – so wie Christian Rainer und Sie es vorschlagen – eine sachliche Auseinandersetzung zum Thema führen, hat der Film schon viel erreicht.

Wenn Sie schreiben:
Zunächst vermute ich, dass Sie keine besondere Freude gehabt hätten, wenn ich den Film intensiver besprochen hätte …

Es ist keine Sache von ›Freude‹ oder nicht, solange es sachlich gerechtfertigt und nachvollziehbar gewesen wäre.«

(AS) Dann nämlich hätte ich erwähnen müssen, dass:
- *leicht überprüfbare Fakten, etwa Grenzwerte, falsch angegeben werden …*

(KS) Welchen Grenzwert meinen Sie konkret, den der IEEE (USA) oder der Europäischen Kommission (ICNIRP)?
Was wir im Film nicht thematisierten:
1. Auch die europäischen Grenzwerte werden nicht eingehalten, nachzulesen bei Schmid und Kuster (Schmid & Kuster 2015)
2. Siehe auch (Panagopoulos et al. 2013).

Diese Technologie wird, wie im Film gezeigt, beim Gerichtsverfahren zum Einsatz kommen: http://www.cellraid.com/technology/ «SAR limits are often exceeded in a modern set up …

(AS) – der Gestalter offenbar nicht die geringste Ahnung von Studiendesign hat (Thema Wiederholbarkeit von Studien).

(KS) Die Forderung nach Reproduzierbarkeit von Studien ist völlig normal, Stand der Technik und sicher keine Verschwörung, eher schon eine Gemeinsamkeit in unserem Denken. Allerdings ist dies möglicherweise im Film nicht deutlich genug gezeigt: Wenn diese Forderung zusammenfällt, mit der Themenführerschaft Reproduktionsstudien selber zu machen, wird es prekär. 80 % der Industriestudien beschreiben »keine Effekte«, aber 80 % der akademischen Studien sind fündig. Nachzulesen bei (Huss et al. 2007).

Mittlerweile hat selbst der Initiator des sogenannten »Wiener Skandals«, Prof. Lerchl, ebenfalls die krebspromovierende Wirkung gefunden (Lerchl et al. 2015).

Das ist eine exakte Reproduktion von Tillmann et al. (2010) und entspricht vom Studien-Design her (Erhöhung der Krebsrate bei sensiblen Tieren und EMF-Exposition) der Studie von Repacholi et al. (1997). Da sei es mir erlaubt, Dr. Michael Repacholi zu zitieren: »Now my study was looking at transgenic mice that were predisposed to get lymphoma, and we found an increasing lymphoma from the radiofrequency signals. And, we spend six month going through that study to find out what we did wrong, because we thought: Heavens, we don't know why that should be an increase in lymphoma! And we still don't know.«

Generell bestätigen mir viele Fachleute im Mobilfunkthema: Die Reproduzierbarkeit ist per se schwierig, u. a. weil kaum jemand Interesse an systematischer Forschung zeigt. Andererseits ist der »Wiener Skandal« ja auch erst ausgelöst worden, weil die Reflexstudie vom Wiener ATHEM 1 Projekt Molla (Molla-Djafari et al. 2010), koordiniert von Professor Mosgöller, quasi reproduziert wurde.

(AS) – der amerikanische Hauptbelastungszeuge, angeblich ein aufrechter und mutiger Wissenschaftler, bei einer früheren Version dieses Films als Koproduzent im Abspann steht, was schon sehr merkwürdig rüberkommt.

(KS) Sie meinen vermutlich G. Carlo … Es gibt keine frühere Version des Films. Möglicherweise haben Sie die Falschinformation aus einem Film-Trailer zu einer Reportage, die ich im Auftrag von France 2 (Ausstrahlung 2006, Wiederholung 2007) produziert hatte. Hier wird Carlo fälschlicherweise als Koproduzent genannt. Wie dieser

Trailer überhaupt ins Netz kommt, entzieht sich meiner Kenntnis.

Zur besseren Einschätzung von Dr. Carlos Arbeit empfehle ich sein wichtigstes Buch, das er zusammen mit einem Kollegen von der Washington Post geschrieben hat:

- Carlo G., Schram M.: Cell Phones, Invisible Hazards in the Wireless Age.
- Carroll and Graff Publishers, January 2001; second printing, February 2002;
- Carlos Kompetenz in Sachen Mobilfunk-Klagen wird sicher durch den Beitrag im US-Fach-Magazin deutlicher. (Artikel im American Trial Lawyer, den ich Ihnen gerne auf Wunsch zusende).

(AS) – der österreichische Hauptbelastungszeuge keine einzige Originalarbeit zum Thema publiziert hat.

(KS) Es gibt zwei österreichische Zeugen, wen meinen Sie? Bei beiden liegen Sie falsch.
Bei Mosgöller siehe dazu (Gerner et al. 2010) und (Molla-Djafari et al. 2010).
Bei Kundi finden sich viele Arbeiten wie z. B. Belyaev et al. (2015); Sadetzki et al. (2014); Nersesyan et al. (2014); Hutter et al. 2012; Kundi 2012b; Kundi 2012a; Molla-Djafari et al. (2010); Khurana et al. (2009); Krewski et al. (2007); Kundi (2007), etc.

(AS) Auch in Carlos Publikationsliste findet sich kein Paper, das einen unmittelbaren Bezug zum Thema im engeren Sinn hat. Ausgerechnet die Kronzeugen dieses Films haben also wissenschaftlich nichts Nennenswertes zur Erforschung der Handygefahren beigetragen.

(KS) Leider auch falsch:
G. Carlo hat zwei Bücher zum Thema publiziert, seine

letzte Arbeit erschien in Nature (www.nature.com/scientificreports), die ich Ihnen gerne zusende.

(AS) – die letzte sehr große Studie aus Dänemark, die praktisch die gesamte Landesbevölkerung einschließt, keinerlei Risiko gefunden hat.

(KS) Um den Wert dieser Arbeit besser einschätzen zu können, empfehle ich die Lektüre einer Originalarbeit von Kundi (Kundi 2012a) und eventuell den Report von Adlkofer (kann ich Ihnen zusenden).

(AS) – kein einziger Wissenschaftler zu Wort kommt, der eine Gegenmeinung vertritt (vulgo Mainstream), sondern nur eine sehr kleine Gruppe von Forschern, die praktisch keine auffindbaren Arbeiten zum Thema publiziert haben.
(Wobei die mir übermittelte Erklärung, Gegenmeinungen seien weggelassen worden, weil sie dramaturgisch nicht in den Kram gepasst hätten und der Film sonst ein »Kopfsalat« geworden wäre, schon ziemlich erhellend ist.)

(KS) Stimmt so nicht: Gleich am Anfang des Films hört man Repacholi.
Später kommt Kurt Straif (IARC) aus Lyon.
Ich weiß nicht, wo Sie suchen, Medline werden Sie wohl kennen. Anbei ein Screenshot:
Woher haben Sie die Argumentation »Kopfsalat«?, ich kenne sie nicht.

(AS) – selbst in jenen Studien, die ein Risiko ausweisen, dieses Risiko so gering ist, dass es fast unmöglich statistisch festzumachen ist: 3 Hirnkrebsfälle auf 100 000 Menschen, und von diesen müssen Sie nun schlüssig eine prozentuale Steigerung definieren, die ursächlich auf die Benutzung von Handys zurückzuführen ist.

(KS) Woher haben Sie diese Ziffern (bitte argumentieren Sie nachvollziehbar). Ihre Meinung steht arg im Widerspruch zur Internationalen Agentur für Krebsforschung (IARC), bitte lesen Sie den Report.

(AS) – diese schwedische Studie methodische Mängel aufweist, etwa die Schwierigkeit, überhaupt eine Kontrollgruppe zu organisieren, sowie die Tatsache, dass Beschwerden bloß per retrospektivem Fragebogen erhoben wurden. Interessanterweise gibt mir Herr Mosgöller (den ich übrigens persönlich schätze) in diesen Punkten recht, Zitat: »Ein Problem hat Schönberger sofort und haarscharf erkannt, es gibt bereits jetzt schon kaum Kontroll-Fälle, weil de facto jeder ein Handy hat. Auch hat er recht mit der Fehleranfälligkeit bei der Dosiserhebung per Fragebogen. Es lässt sich vortrefflich drüber streiten, ob man sich mit Fragebogen einen Erinnerungsbias einhandelt, oder doch besser die Abrechnungen besorgt und so die Surf-Tablets als Telefone in die Statistik aufnimmt.

(KS) Warum »interessanterweise«? Hat Mosgöller irgendwann was anderes gesagt, oder haben Sie lediglich was anderes erwartet?
Schön, dass Sie Mosgöller »persönlich schätzen«. Kennen Sie ihn persönlich? (Wie er mir sagte, nicht …)

(AS) Ähem – woher weiß ich dann, dass Handys ein kausaler Auslöser sind?

(KS) Woher weiß man, dass Rauchen, Asbest, DDT, kausale Verursacher sind? Bei Mobiltelefonen ist es genauso!

(AS) – der Film gravierende innere Widersprüche aufweist, unter anderem die Unmöglichkeit, dass zugleich erst in Jahrzehnten Gesundheitsfolgen auftreten und bereits jetzt Menschen Sammelklagen einreichen wollen. Es kann nicht

sein, dass sich Handystrahlen gleichzeitig auswirken und nicht auswirken. Sollte es dafür eine Erklärung geben, erfahre ich sie als Zuschauer nicht.

(KS) Es entspricht sowohl der natürlichen Variabilität von Latenzzeiten, wie auch dem Paradigma von Dosis-Wirkeffekten, und ist daher kein Widerspruch, wenn einerseits über lange Latenzzeiten berichtet wird, und andererseits ein Mobilfunk-Extremnutzer einen Hirntumor entwickelt hat.

(AS) ... ständig typische Elemente von Verschwörungstheorien vorkommen: alle Wissenschaftler, die nicht meiner Meinung sind, sind automatisch korrupt; alle Massenmedien lügen, außer jene, die ich zur Untermauerung meiner Thesen selektiv gebrauche (siehe Repacholi versus Spiegel-Beispiel).

(KS) Korruption ist im Film eigentlich kein Thema, aber natürlich nehme ich Ihren Hinweis ernst.
Mir ging es auch gar nicht so sehr um konkrete Wissenschaft, wie Sie ständig erwarten, sondern wie selbstgemachte Forschung (verständlicherweise) dazu verführt, eher opportune Ergebnisse zu bekommen.
An welche Massenmedien, die im Film vorkommen, denken Sie? Im Film wird was gezeigt? Bitte kreuzen Sie an:

Medium	lügt nicht	lügt
ABS News (Beitrag über George Carlo)	☐	☐
2 TV Beiträge aus USA zu Gehirntumorfällen	☐	☐
Spiegel zum Wiener Skandal	☐	☐
Profil, Tina Göbel deckt den Skandal auf	☐	☐

Bevor Sie Spiegel ankreuzen, lesen Sie bitte das Urteil vom Hamburger Landesgericht Kratochvil/Lerchl aus 2015 (liegt für Sie auf Abruf bereit).

Das Beispiel Repacholi versus Spiegel ist mir nicht nachvollziehbar. Was meinen Sie?

Repacholi hat sich selbst ins Bein geschossen, weil er Geld von der Industrie genommen hat. Der Spiegel berichtet von einer Affäre der Labor-Assistentin zum Herrn Professor Rüdiger. Der Sachverhalt wurde 2008 von Frau Göbel im profil aufgedeckt, und zuletzt (2015) vom Landesgericht Hamburg: (Urteil stelle ich gerne zur Verfügung).

(AS) Unterstellt ... mir einseitige und unsachliche Berichterstattung, doch in Wirklichkeit ist es der Film, der dermaßen unsachlich und tendenziös gestaltet ist, dass ich beim Zusehen wirklich erschüttert war.

(KS) Es ist interessant zu sehen, wie vielschichtig der Film gedeutet wird. Ihr Kollege Lingens (PML) kam zu genau umgekehrten Schlüssen wie Sie. Ich bin gespannt, was die Leute von der Straße meinen: eher Lingens oder Schönberger.

(AS) Wenn man sich dem Thema nähern will, muss man sich in Wissenschaft und Studiendesign auskennen und das seinem Publikum entsprechend vermitteln. Ich bezweifle vehement, dass der Gestalter sich der Mühe unterzogen hat, die wissenschaftliche Literatur tatsächlich zu sichten. Ich habe das getan (ich tue das eigentlich immer; verlasse mich also nicht auf Sekundärliteratur, sondern lese die Originalpapers).

(KS) Um Ihre Zweifel auszuräumen, sagen Sie mir bitte, welche Literaturzitate ich Ihnen senden darf.

Thank You For Calling ist sicher nicht für Wissenschafts-Journalisten gemacht, sondern für Hans und Erika Müller. Den aktuellen Stand der Wissenschaft filmisch zu vermitteln, war nicht Thema des Filmes, das kann die IARC sicher besser.

(AS) Und aus wissenschaftlicher Sicht ergibt sich in Bezug auf Handygefahren folgende Situation: Die Gefahr, überhaupt Gehirnkrebs zu kriegen, ist extrem gering.

(KS) In Österreich gibt die Statistik Austria Auskunft über die Hirntumorfälle, derzeit ca. 600 pro Jahr. Ob das gering ist, mögen andere entscheiden. Aber Sie haben schon recht, es ist nicht der häufigste Tumor, den es gibt.
Das Risiko, dass zusätzlich durch von Handys emittierte Mikrowellen Hirnkrebs bewirken, ist – gemessen am Basiswert – erst recht sehr, sehr klein. Selbst wenn sich eine maximale relative Steigerung von 200 Prozent ergibt, sind das, in absolute Zahlen umgerechnet, 0,000 irgendwas Prozentpunkte.
Geht man von den Arbeiten aus, die die IARC 2011 (IARC 2013) analysierte und 2013 publizierte, liegt die so genannte Odds Ratio bei den Langzeittelefonierern bei x 1,7 (70 % höher).

(AS) – Daraus resultiert die Schwierigkeit, das Risiko überhaupt zu bestimmen, Sie bräuchten zwei Gruppen von Personen mit jeweils ein paar 100 000 Menschen (sonst lassen sich keine statistisch signifikanten Aussagen treffen). Eine Gruppe darf mit Handys telefonieren, die andere darf noch nie im Leben ein Handy benutzt haben. Diese Gruppen müssen Sie dann über lange Zeiträume vergleichen. Weil solch eine Studie unmöglich durchzuführen ist, behilft man sich mit verschiedenen Alternativen, die alle gewisse Mängel haben. Und das Ergebnis dieser Arbeiten ist: Die allermeisten sehen kein Risiko, ein paar wenige sehen doch eines, auch wenn dieses gering ist.

(KS) An welche und wie viele Studien denken Sie bei »allermeisten« und bei »paar wenige«. Ich bitte höflich um Nachvollziehbarkeit.

(AS) Das ist der tatsächliche Stand der Dinge, und all dies ist in anerkannten Journalen publiziert, problemlos nachzulesen und überhaupt kein Geheimnis. Kritische Studien werden also nicht unterdrückt, kritische Forscher nicht mundtot gemacht, wie dies der Film andauernd suggeriert (was sehr wohl ebenfalls ein klassisches Motiv von Verschwörungstheorien ist).

(KS) Von »mundtot gemacht« ist im Film zwar kein Rede, aber dieser Ihrer Standpunkte ist mir nachvollziehbar. Allerdings habe ich Ihnen voraus, mich mit vielen Wissenschaftlern und unterschiedlichsten Standpunkten auseinandergesetzt zu haben. Dabei bekommt man Dokumente zu sehen, die mehr als nur überdurchschnittlichen Aufwand der Wissenschaftler belegen.

Natürlich ist es subjektiv, aber wenn es Sie interessiert, sende ich Ihnen mal einen Vortrag von Prof. Adlkofer an der Harvard Medical School zu diesem Thema.

(AS) Jetzt werden Sie sicher sagen, dass sich solch komplexe Zusammenhänge in einem Film nicht darstellen lassen. Mag schon sein, aber ich kann doch nicht den gesamten faktischen Unterbau ausblenden und bloß ständig diffuse Gefahren in den Raum stellen. Und Wissenschaft durch wirklich fragwürdige Einzelfälle wie den an einem Hirntumor erkrankten Patienten ersetzen, der angeblich genau weiß, dass Handys seinen Tumor verursacht haben. Woher weiß er das? Weil er selbst glaubt, dass es so war. Ende der Beweisführung.

(KS) Der Richter in Washington D. C. hat sich zum Thema seit 2011 schlau gemacht. Das erste von den Industrieanwälten stark bekämpfte Urteil (2014) kann ich Ihnen auch senden.

Urteil im Kern: »Die Wissenschaft ist ernst zu nehmen. Es kommt zur Hauptverhandlung «

Begründung: »Eine verantwortungsvolle Gesellschaft darf die Hinweise aus der Wissenschaft nicht ignorieren.«

(AS)... niederträchtig ist, ... was dieser Film tut: ... Angst, ... konkret Krankheiten. Die Menschen leiden ... Beschwerden, ... real ... Nocebo-Effekt, und der ist, ganz im Gegensatz zu den Handygefahren, wissenschaftlich eindeutig bewiesen.

(KS) Es würde mich freuen, wenn wir es schaffen, eine differenzierte Diskussion zu führen und solcherart einen Placebo-Effekt zu generieren
Placebo (lat.) »Ich werde gefallen«.
Beste Grüße
Klaus Scheidsteger

Zitierte Literatur (diese Liste führte ich dem Kollegen noch hinzu):

Belyaev I, Dean A, Eger H, Hubmann G, Jandrisovits R, Johansson O, Kern M, Kundi M, et al. (2015). EUROPAEM EMF Guideline 2015 for the prevention, diagnosis and treatment of EMF-related health problems and illnesses. Rev Environ Health 30: 337–371.

Gerner C, Haudek V, Schandl U, Bayer E, Gundacker N, Hutter HP, Mosgoeller W (2010). Increased protein synthesis by cells exposed to a 1,800-MHz radio-frequency mobile phone electromagnetic field, detected by proteome profiling. Int Arch Occup Environ Health 83: 691–702.

Huss A, Egger M, Hug K, Huwiler-Muntener K, Roosli M (2007). Source of funding and results of studies of health effects of mobile phone use: systematic review of experimental studies. Environ Health Perspect 115: 1–4.

Hutter HP, Ehrenhofer L, Freuis E, Hartl P, Kundi M (2012). Poor-to-moderate agreement between self and proxy interviews of mobile phone use. Bioelectromagnetics 33: 561–567.

Iarc (2013). Working Group on the Evaluation of Carcinogenic Risks to Humans, Non-ionizing radiation, Part II: Radiofrequency electromagnetic fields. Lyon, France IARC Press.

Khurana VG, Teo C, Kundi M, Hardell L, Carlberg M (2009). Cell phones and brain tumors: a review including the long-term epidemiologic data. Surg Neurol 72: 205–214; discussion 214–205.

Krewski D, Glickman BW, Habash RW, Habbick B, Lotz WG, Mandeville R, Prato FS, Salem T, et al. (2007). Recent advances in research on radiofrequency fields and health: 2001–2003. JToxicolEnvironHealth B Crit Rev 10: 287–318.

Kundi M (2007). EMFs and childhood leukemia. EnvironHealth Perspect 115: A395.

Kundi M (2012a). Failure to detect a link between mobile phone use and brain tumours in a large Danish cohort study: but findings may be due to bias. Evid Based Med 17: 165–166.

Kundi M (2012b). Study of mobile phone use and glioma risk was fatally flawed. BMJ 344: e3078; author reply e3088.

Lerchl A, Klose M, Grote K, Wilhelm AF, Spathmann O, Fiedler T, Streckert J, Hansen V, et al. (2015). Tumor promotion by exposure to radiofrequency electromagnetic fields below exposure limits for humans. Biochem Biophys Res Commun 459: 585–590.

Molla-Djafari H, Mosgoeller W, Kundi M, Tuschl H, Gerner C, Schmid G (2010). Band 47 Untersuchung athermischer Wirkungen elektromagnetischer Felder im Mobilfunkbereich. AUVA Forschungsprojekte Molla-Djafari H. Wien, Allgemeien Unfallversicherungsanstalt. 47: 180.

Nersesyan A, Kundi M, Fenech M, Bolognesi C, Misik M, Wultsch G, Hartmann M, Knasmueller S (2014). Micronucleus assay with urine derived cells (UDC): a review of its application in human studies investigating genotoxin exposure and bladder cancer risk. Mutation research Reviews in mutation research 762: 37–51.

Panagopoulos DJ, Johansson O, Carlo GL (2013). Evaluation of Specific Absorption Rate as a Dosimetric Quantity for Electromagnetic Fields Bioeffects. . PLoS ONE 8: e62663,.

Repacholi MH, Basten A, Gebski V, Noonan D, Finnie J, Harris AW (1997). Lymphomas in E mu-Pim1 transgenic mice exposed to pulsed 900 MHZ electromagnetic fields. Radiatiation Research 147: 631–640.

Sadetzki S, Langer CE, Bruchim R, Kundi M, Merletti F, Vermeulen R, Kromhout H, Lee AK, et al. (2014). The MOBI-Kids Study Protocol: Challenges in Assessing Childhood and Adolescent Exposure to Electromagnetic Fields from Wireless Telecommunication Technologies and Possible Association with Brain Tumor Risk. Frontiers in public health 2: 124.
Schmid G, Kuster N (2015). The discrepancy between maximum in vitro exposure levels and realistic conservative exposure levels of mobile phones operating at 900/1800 MHz. Bioelectromagnetics 36: 133–148.
Tillmann T, Ernst H, Streckert J, Zhou Y, Taugner F, Hansen V, Dasenbrock C (2010). Indication of cocarcinogenic potential of chronic UMTS-modulated radiofrequency exposure in an ethylnitrosourea mouse model. Int J Radiat Biol 86: 529–541.

Es kam dann tatsächlich noch zu meinem Gastkommentar, dem ich die Überschrift »Ortsgespräch« gab, zu den Verschwörungsvorwürfen im **profil**, den ich Ihnen, liebe Leserinnen und Leser nicht vorenthalten will:

Ortsgespräch

Vorige Woche, 22.2.2016, startete in den Kinos ein Dokumentarfilm über Gefahren des Mobilfunks. profil kritisierte den Inhalt als typische Verschwörungstheorie.

Regisseur Klaus Scheidsteger antwortet auf den Vorwurf.

»You got a faxmachine?« Der Privatdetektiv aus Baltimore klang gereizt, als er die Frage nach meinem Faxgerät stellte. »Sit and watch«, hatte er noch gemeint. Tatsächlich traute ich meinen Augen kaum, als die Maschine eine hochexplosive Seite nach der anderen ausspuckte.

»Motorola confidential« stand da, oder »Vertrauliches Memorandum Burson Marsteller«, anwaltlicher Schriftverkehr zum 800-Millionen-Dollar-»Gehirntumorprozess Newman«. Der Wahnsinn. Die meisten Dokumente waren mit dem Stempel »Beweisstücke« versehen. So ratterten Berichte über gefälschte oder manipulierte Studien der Mobilfunkindustrie, Regieanweisungen von Lobbyisten und interner anwaltlicher Schriftverkehr zum Thema Prozessstrategien gegen die Mobilfunkriesen bei mir ein.

Um die Explosivität dieser Schriftstücke insgesamt zu begreifen, brauchte es freilich einige Jahre der Recherche, die der Film in 90 Minuten zusammenfasst. Nicht zuletzt, weil sich bei freien Journalisten immer auch die Frage stellen sollte: Werde ich hier instrumentalisiert? Denn so ein »Fang« ist, nüchtern betrachtet, zu schön, um wahr zu sein.

Baltimore, Washington, Detroit waren dann die wesentlichen Stationen meiner eigenen Mobilfunk-Recherche-Reise in den USA. Später kamen Athen, München, Lyon und vor allen Dingen Wien ins Spiel. Der Kino-Dokumentarfilm »Thank You For Calling« fasst diese Recherche-Geschichte zusammen. Eine Story, die daherkommt »wie ein Krimi«, so die ersten positiven Reaktionen u. a. vom profil (Peter Michael Lingens auf profil online vom 3.12.2015). Es geht im Film weniger um die Wissenschaft und die Gefährlichkeit von Handys an sich, sondern darum, warum trotz beunruhigender Hinweise Mainstreamforschung vor diesem Thema eher zurückschreckt. Logisch wäre es doch wohl, den Hinweisen auf den Grund zu gehen.

Das profil war für die Sache bereits wichtig, als zwei Artikel der Wissenschaftsjournalistin Tina Göbel einen von der Industrie inszenierten angeblichen Fälscherskandal aufdeckte: »Strahlenschmutz« (profil 27, 30.6.2008) und »Rufunterdrückung« (profil 48, 24.11.2008). Eben jene Tina Göbel habe ich dann auch im Film verewigt, ein Auszug aus ihrem O-Ton: »Hier geht es nicht mehr nur um Wissenschaft, hier wird sehr schnell versucht, auch das Privatleben der Wissenschaftler zu zerstören, so wie wir es da in Wien erlebt haben!«

Die deutsche »Schwester« von profil, der »Spiegel«, hatte seinerzeit vermeldet, die Assistentin des Leiters der Arbeitsmedizin am AKH, Wien, Prof Dr. Hugo Rüdiger, habe die Daten »aus lauter Liebe zum Professor gefälscht« ...

Tina Göbel hatte damals intensiv und aufwendig recherchiert und schrieb: »Der Fälscherskandal um Handystudien an der Wiener Medizin-Uni rief ein weltweites Echo hervor. Doch profil vorliegende Dokumente lassen eine Fälschung fraglich erscheinen – und zeigen den Interessenkonflikt zwischen Mobilfunkindustrie und Wissenschaft.«

Nachdem kurze Zeit später zwei Ethik-Kommissionen den Vorwurf der Fälschung ausräumen konnten, brauchte es allerdings sieben weitere Jahre, bis dem Initiator des Skandals, dem damaligen Vorsitzenden der Strahlenschutz Behörde in Deutschland, Professor Dr. Alexander Lerchl, ein Maulkorb erteilt wurde. Das Landgericht Hamburg entschied 2015, Lerchl habe den Fälschervorwurf künftig zu unterlassen, bei Zuwiderhandlung wurde die Strafe auf 250 000 Euro festgelegt.

Am 17.2.2016 wurde in Wien die Premiere meines Films gezeigt, seit dem 19.2.2016 läuft »Thank You For Calling« in vielen Kinos in Österreich. Bei der Premiere in Wien war profil Kooperations-Partner der Feier. Ich freue mich über eine durchweg positive Resonanz auf meinen Film, lediglich der Leiter des Ressorts Wissenschaft bei profil ist der Meinung, dass der Film in die Verschwörungsecke gehört.

Okay, wir leben in einer Kultur der freien Meinungsäußerung, und diese Seite hier, die ich jetzt quasi als Antwort auf die von Alwin Schönberger erhobenen Vorwürfe im profil schreiben darf, ist ein lobenswerter Ausdruck der im profil herrschenden Fairness-Kultur.

Aber es lohnt sich zu recherchieren und mit den Wiener Protagonisten zu reden. Wenden Sie sich an die Professoren Mosgöller und Kundi, die vor der Obersten Zivilkammer in Washington D.C. in jeweils 2-tägigen Kreuzverhören bravourös die Fahne der Österreichischen Mobilfunkforschung hochgehalten haben. Ist eine gute Story, und Sie kennen sie jetzt auch ... durch meinen Film. Es gibt keinen Grund, Vorwürfe der Verschwörung zu erheben. Es gibt viele Gründe, die Forscher arbeiten zu lassen.

Klaus Scheidsteger

Unter dem Eindruck der Auseinandersetzung rund um meinen Film in Österreich hatte ich an meine Team- und Weggefährten eine E-Mail geschrieben:

»Mein Beitrag im **profil**, der als Gastkommentar dem Verriss Schönbergers gegenübersteht, hatte ich bewusst sachlich und ohne Polemik geschrieben:

Seit dem gestrigen Ereignis bin ich nicht sicher, ob ich mich nicht doch wesentlich aggressiver in die laufende Diskussion einmischen sollte. Es entspricht zwar generell nicht meinem Stil, laut daherzukommen, aber als Junge aus dem Ruhrgebiet habe ich ausreichend Straßenkämpfer-Eigenschaften in mir, die mir hier wohl langsam angemessen erscheinen, auszupacken. Es ist wohl offensichtlich leider zunehmend in dieser Gesellschaft so: der Leise wird nicht gehört ...

Wie mir Willi Mosgöller heute Morgen erzählte, hatte er ein langes persönliches Gespräch nach der Veranstaltung und Herrn Schönberger »umdrehen« können, vor allen Dingen durch Einsichtnahme in eindeutige Dokumente. Doch ich denke, der Kollege Alwin gehört leider zu den indoktrinierten Zeitgenossen ...

Ich glaube fest daran, dass dieser Film sehr viel bewegen kann, wie ja auch das in erster Linie positive Presseecho zeigt. Doch wenn wir es schaffen, mit diesem Film nach Deutschland zu kommen – die Verhandlungen darüber gehen an diesem Donnerstag weiter – dann sollten wir aus den Erfahrungen der letzten Wochen alle lernen. Das »Testgelände Österreich« hat gezeigt, dass die Presse in den Bereichen Gesellschaft und Kultur, News und Reportage durchaus dem Thema offen und objektiv gegenübersteht. TY4C kann helfen, die Diskussion neu zu beleben, und zwar auf einem anderen Terrain als bisher. Was ich persönlich lerne: nicht auf Teilaspekte einlassen, sondern die eigentliche Botschaft fokussieren.

Was den Inhalt des Films anbelangt, so ist das Schwerpunktthema eben nicht die Wissenschaft, sondern wie mit kritischer Wissenschaft umgegangen wird. Diese Botschaft kommt sowohl bei den Zuschauern als auch bei an sich unbedarften Kollegen gut an (siehe News-Beitrag). In den Vorführungen wird mir immer wieder großer Respekt gezollt, weil ich in dieser Angelegenheit so lange am Ball geblieben bin. In diesem Sinne darf ich auch Euch allen danken für die bisherige Unterstützung, ohne Euch, die Ihr alle auch eine phänomenale Ausdauer und zunehmende Kompetenz bewiesen habt, wäre das alles nicht möglich gewesen!

STAND DER FORSCHUNG UND VERBRAUCHERTIPPS

Im Laufe der vergangenen Jahre habe ich gelernt, die Informationen rund um den Mobilfunk zu bewerten. Ich bin nach wie vor kein Handygegner, habe aber gelernt, mein Verbraucherverhalten zu überprüfen und einzuschränken. Neben der hervorragenden Arbeit der Kompetenzinitiative ist mir dabei die Arbeit der »Umwelt- und Verbraucherorganisation zum Schutz vor elektromagnetischer Strahlung, diagnose:funk«, besonders angenehm aufgefallen. Drei Experten in Deutschland sind es, die eine vorbildliche Aufklärungsarbeit leisten, die eigentlich vom Staat übernommen werden sollte: Peter Hensinger, Uwe Dinger und Jörn Gutbier sind die drei Säulen der Organisation, die sich selbst so definiert:

Das Ziel von diagnose:funk ist, über gesundheits- und umweltschädigende Wirkungen elektromagnetischer Felder, wie sie durch Handys, Smartphones, Mobilfunkantennen, WLAN, DECT und weitere Elektrosmogquellen verursacht werden, sowie über die psycho-sozialen Auswirkungen digitaler Medien aufzuklären. Dadurch sollen Verhaltensweisen von Verbrauchern und Politik geändert und Lösungen für umweltverträgliche und zukunftsfähige Technologien forciert werden.

Unter www.mobilfunkstudien.org oder www.diagnose-funk.org kann sich jeder selbst ein Bild machen von der wichtigen Arbeit. Mit freundlicher Genehmigung von DF darf ich in Auszügen ein Beispiel eines DF-Brennpunktes, Ausgabe Februar 2016, hier an dieser Stelle veröffentlichen:

130 Studienergebnisse
Smartphones & Tablets schädigen Hoden, Spermien und Embryos

Smartphones und Tablet-PCs nicht körpernah nutzen, sich an die Abstandsempfehlungen der Hersteller halten. Diese Hinweise veröffentlichte das Bundesamt für Strahlenschutz (BfS) schon mehrmals auf seiner Webseite. Zuletzt in einer Pressemitteilung am 15.12.2015.[1] Doch die Presse übernahm diese Warnungen vor strahlenden Weihnachtsgeschenken nicht. Soll man seinen besten Anzeigenkunden aus der Mobilfunk-Industrie mit spaßbremsenden Botschaften in die Quere kommen? Oder gar den eigenen Kunden, die zunehmend mit dem Smartphone auf dem Schoß die Zeitung lesen, erklären, dass die körpernahe Lektüre große Risiken in sich birgt?

Der erneuten Abstandswarnung des BfS, das bisher nicht für seine kritische Einstellung bekannt war, liegt die Kenntnis einer brisanten Studienlage zugrunde. Mit der Studienlage zur Gefährdung der Reproduktionsorgane und damit den Risiken für die Fruchtbarkeit beschäftigt sich dieser Brennpunkt.

Bereits Kinder und Jugendliche nutzen körpernah oft mehr als acht Stunden täglich Mobilfunk-Endgeräte, Apps senden und empfangen nahezu permanent. Dadurch sind die Nutzer ständig einer erhöhten nicht-ionisierenden Strahlung ausgesetzt.

Auch die Industrie warnt in Gebrauchsanweisungen, Endgeräte nicht körpernah, sondern in einer bestimmten Entfernung vom Körper zu tragen. Sie weiß, dass sonst die Grenzwerte erheblich überschritten werden können. So soll z. B. das Blackberry Torch 9800 vom Bauch schwangerer Frauen und vom Unterbauch von Teenagern 25 mm entfernt sein. Laut der Bedienungsanleitung des iPhone 5 soll man Kopfhörer benutzen und es mindestens 10 mm vom Körper entfernt halten. Für Tablets und Laptops gelten 20 cm Abstand.[2] Die körpernahe Strahlenbelastung und damit die Risiken werden weiter ansteigen: durch die geplante Digitalisierung und WLANisierung der Kindergärten und Schulen, das »Internet der Dinge«, die Digitalisierung der Autos und durch die allgegenwärtigen WLAN Hotspots. Die Gesundheitsrisiken sind in der Wissenschaft seit Jahrzehnten bekannt.

Zunehmende Unfruchtbarkeit – ein Problem in quasi allen Staaten der 1. Welt

Jedes fünfte Paar in der Schweiz ist heute ungewollt kinderlos. Die Statistik geht davon aus, dass 7% aller Männer im Laufe ihres Lebens mit dem Problem der ungewollten Kinderlosigkeit konfrontiert sind. In den vergangenen drei Jahrzehnten hat die durchschnittliche Spermienzahl um mehr als ein Drittel abgenommen. Gleichzeitig haben sich Spermienfunktionen (Anzahl, Beweglichkeit, Form von Spermien in der Samenflüssigkeit), die für die erfolgreiche Befruchtung entscheidend sind, dramatisch verschlechtert. Man geht davon aus, dass 20 Prozent der Männer zwischen 18 und 25 Jahren über eine unnatürlich niedrige Spermienanzahl verfügen. Mobilfunkstrahlung ist eine Ursache dieser Schädigungen, fast jeder ist ihr ausgesetzt. Sie kommt zu vielen Infertilität erzeugenden Umweltgiften dazu, wie z. B. Weichmacher, Pestizide, Wohngifte, belastetes Trinkwasser, Rauchen, Alkohol, Strahlung und Stress.

Auch besteht der Verdacht, dass die Leistungsfähigkeit der Spermienproduktion schon in der Frühphase der Embryonalentwicklung festgelegt wird und pränatale Belastungen eine Gefahr darstellen.

Die körpernahe Nutzung von Smartphones und Tablets verlagert sich vom Kopf immer mehr in die Nähe der Reproduktionsorgane, nicht zu vernachlässigen ist die Belastung durch WiFi-Spiele. Das Smartphone in der Hosentasche ist durch die Apps fast permanent in Betrieb, ebenso wie das Tablet auf dem Schoß. Auf fast keinem Gebiet ist die Studienlage so umfangreich und eindeutig wie zur Schädigung der Reproduktionsorgane (Hoden, Spermien, Eierstöcke, Embryo). 130 Studien, die pathologische Effekte aufzeigen, liegen vor: 57 zu den männlichen Organen, 73 zu den weiblichen. 13 systematische Überblicksstudien (Reviews) kommen zu dem Schluss, dass ein hohes Gefährdungspotential vorliegt. In den Tabellen 1 & 2 dokumentieren wir 51 Studien, die bereits in diagnose:funk Studien-Reports und Recherchen besprochen wurden. Sie stehen auf www.mobilfunkstudien.org zum freien Download. Zusätzlich können Studiensummarys fast aller gelisteten Studien im EMF-Portal, der Referenzdatenbank (WHO, Bundesregierung) online nachgelesen werden.

Eine Vorsorgepolitik ist überfällig

Allein die Quantität der Studien, die Schädigungen der Fruchtbarkeit zeigen, ist ein Argument für eine sofortige Vorsorgepolitik. Diese Studien – mit wenigen Ausnahmen – haben in den Zeitschriften den Peer Review Prozess durchlaufen, erfüllen also die wissenschaftlichen Standards. Dass es auch Forschungen gibt – in diesem Bereich nur sehr wenige –, die keine Effekte finden, setzt diese Fülle an Ergebnissen nicht außer Kraft. Die Effekte in fast allen aufgeführten Studien traten bei niedrigen Intensitäten im nicht-thermischen Bereich, also unterhalb der geltenden Grenzwerte, auf. Der SAR-Wert und die Grenzwerte schützen nur vor thermischen Wirkungen, der SAR-Wert wird bei körpernaher Nutzung oft weit überschritten. Um die Einhaltung der Vorgabe von 2 W/kg-SAR zu prüfen, wird das Plastikmodell eines Kopfes verwendet, welches als »Specific Anthropomorphic Mannequin« (SAM, »spezifische menschenähnliche Puppe«) bezeichnet wird und welches die größten 10 % der Rekruten des US-Militärs im Jahr 1989 widerspiegelt (Gandhi et al. 2011). Embryos, Kinder, Kranke, alte Personen und »Normal«bürger sind nicht berücksichtigt.

Zudem wurden die nicht-thermischen Wirkungen bei der Grenzwertfestlegung nicht berücksichtigt. Es braucht also neue, nach medizinischen und biologischen Kriterien festgelegte Grenzwerte. Doch auf dieses langwierige behördliche Verfahren kann man nicht warten. Mehr Studien braucht es nicht, um sofort eine Vorsorgepolitik entsprechend den Bestimmungen der EU einzuleiten. Doch das Bundesamt für Strahlenschutz als untergeordnete Behörde kann sich bisher nicht offen dafür aussprechen, denn durch die insgesamt mehr als 55 Milliarden Euro Mobilfunk-Lizenzgebühren sahen sich alle Bundesregierungen nicht nur zum Schweigen verpflichtet, sondern auch zur kritiklosen und aktiven Förderung der Verbreitung dieser Technologie. Von den klammheimlichen Warnungen, die bisher auf die Webseite des Bundesamtes für Strahlenschutz beschränkt blieben und die letztlich der juristischen Absicherung dienen, muss endlich zu einer öffentlich wirksamen Vorsorge- und Aufklärungspolitik übergegangen werden. Auch wundert es, dass die Kirchen, denen das werdende Leben heilig ist, zu diesen Studienergebnissen schweigen. Die Diskussion über die Problematik wäre eine Voraussetzung für Bewegung in der Politik, sie wird in Deutschland auch durch die Medien, die selbst große Umsätze mit der Digitalisierung machen, verhindert. Man kann von einem Schweigekartell zur Absicherung des Profites sprechen. Vor allem andere Länder beginnen dagegen mit gesetzlichen Schutzvorschriften:

- Bis die SAR-Normen überarbeitet sind, empfehlen Israel, Finnland, Frankreich und Indien eine begrenzte Handynutzung von Kindern, die Verwendung von kabelgebundenen Headsets, Benutzung von Freisprechvorrichtungen, lediglich SMS-Nutzung. Das Handy soll bei der Nutzung vom Kopf und vom Körper entfernt gehalten werden, um die Exposition deutlich zu verringern.
- Frankreich verbietet WLAN in Kindergärten (für Kinder bis zu drei Jahren). Das Schutzgesetz für Anwohner und Kin-

derkrippen vom 29.1.2015 in Frankreich kann als Beispiel für die Handlungspflicht des Staates gesehen werden.

- In Taiwan ist für Kinder unter zwei Jahren die Nutzung elektronischer Geräte verboten. Eltern müssen mit Geldstrafen rechnen, wenn sie Kindern ermöglichen, iPads und Smartphones zu verwenden. Jugendliche unter 18 Jahren dürfen Geräte nur eine »angemessene Frist« nutzen.
- In Israel erklärt das Gesundheitsministerium (Israeli Ministry of Health-MoH), dass Vorsorge im Hinblick auf Kinder ab 2015 konsequent umgesetzt werden sollte, da sie anfälliger für das Entstehen von Krebs sind. In Kindergärten und Vorschulen wird WLAN verboten und in Schulen wird die Nutzungsdauer beschränkt. Die Strahlung soll überwacht werden, Alternativen und Verhaltensempfehlungen werden genannt. Mobilfunkanbieter müssen über die Strahlungssicherheit informieren und Freisprechvorrichtungen mitliefern. Abgeraten wird von der Installation von Basisstationen für Schnurlostelefone im Schlafzimmer, Arbeitszimmer oder Kinderzimmer. Die kabellose Kommunikation in Schulen soll verringert werden.
- Eine ähnliche Anwendung des Vorsorgeprinzips geht vom Landtag in Südtirol/Italien aus, um die bestehenden drahtlosen Netzwerke möglichst durch kabelgebundene Netzwerke oder solche zu ersetzen, die weniger Strahlung abgeben.
- Der Schulbezirk Ashland/USA reduziert erstmals in einem öffentlichen Schulbezirk die WLAN-Strahlenbelastung für Kinder durch die Einführung der »Best Practices für mobile Geräte«.
- Die erste der zehn neuen Handyregeln der österreichischen Ärztekammer lautet: Kinder und Jugendliche unter 16 Jahren sollten Handys nur für den Notfall mitführen!
- Die Landesärztekammer Baden-Württemberg hat ihre Empfehlungen zu »Mobilfunk und Gesundheit« aktualisiert. Die Experten des Ausschusses »Prävention und Umwelt«

der Landesärztekammer empfehlen darin unter anderem hinsichtlich der Gesundheit von Kindern, Jugendlichen und Eltern, Mobilfunktelefone und Laptops möglichst wenig und kurz zu benutzen. **Die Geräte sollten immer wieder bei Nichtgebrauch abgeschaltet werden. Ferner sollten Handys möglichst nicht in Räumen mit abschirmenden Eigenschaften, wie dem Auto oder öffentlichen Verkehrsmitteln, benutzt werden, denn wegen der Abschirmungswirkung müssten Mobilfunktelefone dort mit maximaler Sendeleistung arbeiten, um die Basisstationen zu erreichen und auf Empfang zu bleiben.** Nicht nur aus diesem Grund wird die Einführung von handyfreien Zonen in öffentlichen Verkehrsmitteln und Gebäuden empfohlen (Dtsch Ärztebl 2014; 111(42): A-1817). Ähnliche Empfehlungen spricht die Landesärztekammer Hamburg aus und empfiehlt: Kinder unter zehn Jahren sollten keine Mobiltelefone benutzen.
- Auch das Bundesministerium für Umwelt und Naturschutz (BMUB) in Deutschland rät auf einer speziellen Seite für Kinder, vorsichtig zu sein und das Handy nachts nicht in der Nähe des Kopfes hinzulegen. Besser sei es, mit Headset oder Kopfhörer zu telefonieren.

Neue Studien zur Wirkung von Mobilfunkstrahlung auf Spermien, Embryos, die Blut-Hirn-Schranke, Kognition und Verhalten

Sendeanlagen an Schulen erhöhen das Risiko für Diabetes Mellitus Typ 2

Drei wichtige Neuerscheinungen im Forschungsbereich gab es im ersten Quartal 2016: Eine Zusammenfassung der Dokumentation der Europäischen Umweltagentur »Späte Lehren aus frühen Warnungen: Wissenschaft, Vorsorge, Innovation« ist auf Deutsch erschienen. Sie behandelt in einem Kapitel das Gehirntumorrisiko (EUA 2016:32). Der neue Radarbericht des Otto-Hug-Strahleninstitutes stellt fest, dass die Kombinationswirkung von ionisierender und nicht-ionisierender Strahlung eine mögliche Ursache multipler Krankheitsphänomene sein kann (MÄMPEL 2015:9). Die Universität Dallas/Texas veröffentlichte die Studie »Anthropogenic Radio-Frequency Electromagnetic Fields Elicit Neuropathic Pain in an Amputation Model«, die an Kriegsverletzten mit Amputationen zelluläre Ursachen von Elektrohypersensibilität nachweist (BLACK 2016).

In dieser Studienrecherche haben wir noch einmal den Schwerpunkt auf die Wirkungen der Mobilfunkstrahlung auf die Fruchtbarkeit gelegt und acht Studien dazu rezensiert. Dies ergänzt den neuen diagnose:funk Brennpunkt »Smartphones & Tablets schädigen Hoden, Spermien und Embryos« (2/2016), der dokumentiert: 130 Studien weisen schädliche Wirkungen auf Hoden, Spermien und Embryos nach. Die Studien von Kumar 2015, Meena 2014, Milan 2011 und Zalata 2015 untersuchen die Wirkung nicht-ionisierender Strahlung auf Spermien. Die Studien weisen u. a. als Folgen in den bestrahlten Gruppen im Vergleich zu den unbestrahlten Kontrollgruppen nach:

- Abnahme der Spermienbeweglichkeit/Motilität (Milan)
- Abnahme der Spermienkonzentration (Zalata)
- Unnatürliche Form der Spermien/Morphologie (Milan)
- verringertes Hodengewicht (Kumar, Meena)
- Schrumpfung der Hodengröße (Kumar)
- Entzündungen in den Hodenzelle (Meena)
- einen statistisch signifikanten Anstieg an Mikrokernen (Kumar)
- eine signifikant höhere Anzahl an DNA-Brüchen (Kumar, Meena, Zalata)
- eine signifikante Schrumpfung des Lumens der Samenkanälchen (Kumar)
- desorganisierte Samenkanälchen (Meena)
- eine signifikant geringere Testosteronkonzentration (Kumar)

- Abnahme der Antioxidantien (Meena, Zalata)
- erhöhte Apoptoserate (Meena)
- Lipidperoxidation (Meena)

Als Wirkmechanismus wird oxidativer Zellstress angegeben (Kumar, Meena). Meena weist nach, dass DNA-Strangbrüche und die Apoptoserate in den Spermienzellen bei 2,45 GHz (WLAN !) sehr hoch waren, sie konnten durch Gabe von Melatonin reduziert werden, lagen aber immer noch signifikant über den Kontrollwerten. Milan konnten Schädigungen durch Gabe von Polygonum (Kräuterextrakt mit antioxidanter Wirkung) verringern.

Wer diese Fakten liest, kann sich vorstellen, dass Herrschaften wie Alexander Lerchl und Co. die Diffamierungspolitik gegen DF und ihre tragenden Köpfe Peter Hensinger, Jörn Gutbier und Uwe Dinger im Internet laufend betreiben. Alle drei haben sich entschieden, sich auf das üble Schmutzkübel-Niveau vom IZgMF nicht einzulassen. Hier einige Recherchen zu den Herrschaften:

Beim IZgMF (Informationszentrum gegen Mobilfunk) fällt das »gegen« im Namen auf, obwohl es alle Verbraucherschützer und Kritiker bekämpft. Das IZgMF ist nach außen eine private Internetplattform des Ehepaars Heidrun und Stefan Schall aus München, die unter der falschen Flagge »gegen« firmiert.

Bedient wird das Forum neben dem Ehepaar Schall (dort anonym als spatenpauli und KlaKla schreibend) von Prof. Alexander Lerchl und 3–4 weiteren Personen, die teils unter mehreren Pseudonymen schreiben. Sie nutzen das Forum, um auf Bürger, Initiativen, Ärzte, Wissenschaftler, Journalisten, Behörden und Politiker einzuwirken, mit dem Ziel, das EMF-Risiko und jeden, der sich dazu inhaltlich kritisch äußert, lächerlich zu machen. **Viele Bürgerinitiativen, die Rat suchen, landen zuerst beim IZgMF. Es ist also ein getarnter »Abfangjäger« v.a.**

im Internet über Google. Dieser Rolle brüstet sich das IZgMF selbst. Nachdem im Januar 2015 ein Unterausschuss der EU ein Dokument, in dem Elektrosensibilität als Krankheit anerkannt werden sollte, nach einer Intervention der Lobbyisten ablehnte, schreibt »spatenpauli« alias Stefan Schall, der Blogbetreiber und Träger des IZgMF, selbstgefällig zu den Aktivitäten der betroffenen Elektrosensiblen und ihrer Organisationen:

»Allzu weit ist das Projekt allerdings noch nicht gediehen. Die Deutschen, Schweizer und Österreicher hat man abgeschrieben, denn dort wütet eine unheimliche Organisation namens IZgMF, die Mobilfunkgegner & überzeugte Elektrosensible einfach nicht richtig zur Entfaltung kommen lässt.« (2.2.2015)

Besser kann man die Rolle des IZgMF nicht beschreiben. Das IZgMF scannt ständig alle Veröffentlichungen nach Berichten über Mobilfunk-Bürgerinitiativen, Gemeinderatssitzungen, Aktivitäten und Veröffentlichungen von diagnose:funk.

- Bundesweit werden dann Leserbriefe platziert, um örtliche Initiativen zu verunsichern: Bürgermeister und Gemeinderäte werden angerufen, auch um Gutachter neutraler Institute, z.B. das Umweltinstitut München oder das EMF-Institut Dr. Nießen, zu diffamieren.
- Im Blog des IZgMF werden täglich vor allem Hauptpersonen der kritischen Szene, vor allem Vorstände von diagnose:funk e.V., der Kompetenzinitiative e.V. und kritische Wissenschaftler mit Diffamierungsblogs belegt. Die Handvoll Blog-Teilnehmer lassen sich dabei meist auf unterstem Niveau über die Personen aus. Über die Google-optimierte Forumseite werden trotz geringster Zugriffszahlen hohe Rankings bei Suchanfragen generiert. Damit wird bewusst Verwirrung geschaffen. Die Hauptunterstellungen sind: Esoteriker, fachfremde Rentner, Angstmacher – die daran verdienen.

- Studien, die Gesundheitsgefährdungen aufzeigen, werden sofort als Junk-Science diffamiert, auch mit dem Ziel, dass dies in Google bei der Recherche erscheint. Allein über den diagnose:funk-Vorstand Peter Hensinger sind bisher über 400 diffamierende Beiträge erschienen. Er wird dort u. a. als Frührentner, Wutbürger, Geschäftemacher, Esoteriker, Hysteriker und Phobiker verleumdet und mit Begriffen wie »gefühlter« »Obersturmbandführer« in die Nähe von Nazis und Rechtsradikalen gestellt.

Gegen den diagnose:funk-Vorstandsvorsitzenden Jörn Gutbier, Freier Architekt und Stadtrat, wurde und wird eine regelrechte Rufmord-Kampagne gefahren. Diese startete, nachdem diagnose:funk eine überraschende Einladung des Wissenschaftsforum-EMF zur Teilnahme an einem Wissenschaftlerworkshop im April 2013 in Berlin erhalten hat, diese aber mit einer umfangreichen sachlichen, aber für den Veranstalter und seine Hauptprotagonisten wenig schmeichelhaften Begründung absagte. Er wurde dann mit absurden Unterstellungen und üblen Vergleichen als der »Spitzel«-Stadtrat aus Herrenberg bezeichnet. Bürgermeister und Stadträte aller Herrenberger Fraktionen wurden angerufen und angeschrieben. Obwohl das reines Mobbing war und die Diffamierungsaktion nur Kopfschütteln hervorrief, stehen die Vorwürfe weiter im Netz und erscheinen bei der Eingabe des Namens als hohes Google-Ranking, womit der Zweck erfüllt wird.

Die meisten absurden Verleumdungen sind nicht einklagbar, das hat DF bereits von Anwälten überprüfen lassen. diagnose:funk äußert sich bisher öffentlich nicht zum IZgMF, weil sie sich auf dieses Niveau nicht herablassen wollen.

Ich halte es da auch so mit den lächerlichen Beschmutzungen im Umfeld meines Films.

Was die Empfehlungen der als industriefreundlich geltenden »Strahlenschützer« BfS anbelangt, so lese und staune, denn in der Pressemeldung http://www.bfs.de/SharedDocs/

Pressemitteilungen/BfS/DE/2015/008.html steht tatsächlich die folgende Info:

»Durch das eigene Verhalten kann man die Strahlenbelastung im Alltag selbst senken. Neben den Empfehlungen zum Telefonieren mit dem Handy gibt es spezielle Tipps für die neuen Anwendungen, die Tablet und Smartphone bieten:

- Achten Sie beim Kauf auf einen möglichst niedrigen SAR-Wert.
- Surfen im Internet und E-Mails abrufen sollten Sie möglichst nur bei gutem Empfang oder über WLAN. Bei WLAN ist die Sendeleistung in der Regel niedriger als bei den Mobilfunkstandards UMTS, GSM oder LTE.
- Achten Sie beim Surfen im Internet mit Ihrem Tablet oder Smartphone auf einen ausreichenden Abstand zum Körper. Die Belastung mit hochfrequenten Feldern verringert sich deutlich, je größer der Abstand ist.
- Telefonieren Sie mit Headset. Das gilt für Smartphones genauso wie für klassische Mobiltelefone.
- Vermeiden Sie den Abruf von E-Mails während Sie telefonieren. Wenn Sie Ihre persönliche Strahlenbelastung besonders gering halten möchten, schalten Sie den Hintergrunddatenverkehr ab.
- Rufen Sie E-Mails nur bei Bedarf manuell ab.
- Wenn Sie Ihr Smartphone am Körper tragen, achten Sie auf den vom Hersteller angegebenen Mindestabstand. Verwenden Sie das dazu mitgelieferte Tragezubehör.«

Ähnliche Verbrauchertipps erteilt die Wiener Ärztekammer:

- Prinzipiell gilt: So wenig und so kurz wie möglich telefonieren – Festnetz verwenden oder SMS schreiben. **Kinder und Jugendliche unter 16 Jahren sollten Handys nur für den Notfall mitführen!**
- »Der Abstand ist dein Freund« – das Handy während des Ge-

sprächsaufbaus von Kopf und Körper fernhalten, bzw. achten Sie auf den in der Bedienungsanleitung vom Hersteller empfohlenen Abstand. Nutzen Sie die eingebaute Freisprecheinrichtung oder ein Headset!

- Bei Verwendung von Headsets oder integrierter Freisprecheinrichtung Handys nicht unmittelbar am Körper positionieren – besondere Vorsicht gilt hier für Schwangere. Bei Männern sind Handys in der Hosentasche ein Risiko für die Fruchtbarkeit. Personen mit elektronischen Implantaten (Herzschrittmacher, Insulinpumpen etc.) müssen auf Abstand achten. Wenn nicht anders möglich: äußere Rocktasche, Rucksack oder Handtasche verwenden!
- Nicht in Fahrzeugen (Auto, Bus, Bahn) telefonieren – ohne Außenantenne ist die Strahlung im Fahrzeug höher. Zudem wird man abgelenkt und man belästigt in öffentlichen Verkehrsmitteln die Mitreisenden!
- Während des Autolenkens herrscht absolutes SMS- und Internetworking-Verbot – die Ablenkung führt zur Selbstgefährdung und zur Gefährdung anderer Verkehrsteilnehmer!
- Zu Hause und am Arbeitsplatz über das Festnetz telefonieren – Internetzugang über LAN-Kabel (z. B. via ADSL, VDSL, Glasfaser) strahlt nicht, ist schnell und datensicher. Dauerstrahlende DECT-Schnurlostelefone, WLAN-Access-Points, Datensticks und LTE-Homebasis-Stationen (Box, Cube etc.) sollten vermieden werden!
- Gehen Sie öfter offline oder verwenden Sie den Flugmodus – für Funktionen wie z. B. Musikhören, Kamera, Wecker, Taschenrechner oder Offlinespiele ist nicht immer eine Internetverbindung notwendig!
- Weniger Apps bedeutet weniger Strahlung – minimieren Sie die Anzahl der Apps und deaktivieren Sie die meist überflüssigen Hintergrunddienste Ihres Smartphones. Das Deaktivieren von »Mobile Dienste«/»Datennetzmodus« macht aus dem Smartphone wieder ein Handy. Sie sind weiterhin er-

reichbar, vermeiden aber viel unnötige Strahlung durch Hintergrunddatenverkehr!
- Vermeiden Sie das Handytelefonieren an Orten mit schlechtem Empfang (Keller, Aufzug etc.) – in solchen Situationen steigert das Handy die Sendeleistung. Verwenden Sie bei schlechter Empfangsqualität ein Headset oder die Freisprecheinrichtung!
- Beim Kauf von Handys auf einen möglichst geringen SAR-Wert sowie einen externen Antennenanschluss achten!

Professor Mösgöller war einer der wesentlichen Wissenschaftler, die den sogenannten »Leitfaden Senderbau« (LSB) initiierte. Dabei geht es um das Vorsorgeprinzip bei Errichtung, Betrieb, Um- und Ausbau von ortsfesten Sendeanlagen.

Der Leitfaden wurde in Österreich gemeinsam entwickelt mit
- Wiener Arbeiterkammer
- AUVA – Allgemeine Unfallversicherungsanstalt
- Wirtschaftskammer
- Bundesinnung der Elektro-, Gebäude-, Alarm-, und Kommunikationstechniker
- Wiener Umweltanwaltschaft.

Er kann kostenfrei als pdf hier heruntergeladen werden: https://www.wko.at/.../Leitfaden_Senderbau.html
Im Vorwort heißt es:

»Der vorliegende Leitfaden wurde im Sinne der Gesundheit des Menschen als sein wertvollstes Gut, mit dem nicht leichtsinnig umgegangen werden darf, erarbeitet. Er berücksichtigt weltweite Forschungsergebnisse, welche zum Zeitpunkt der Ausarbeitung bekannt waren.

Da elektromagnetische Felder ein äußerst komplexes Thema sind und die Auswirkungen auf den Menschen nicht immer rational betrachtet werden, haben sich mit diesem Thema ausgewiesene FachexpertInnen aus Wissenschaft und Praxis befasst und diesen Leitfaden erarbeitet. Es wurden dabei die zu erwartenden technischen und medizinischen Auswirkungen weitgehend berücksichtigt, um in Zukunft ein unbeeinflusstes Nebeneinander zu ermöglichen.«

Dieser Leitfaden bietet sowohl allgemeine Informationen zum Stand der Wissenschaft, als auch spezifische Orientierungshilfen für den Bau von Sendeanlagen. Es ist ein ganz wichtiges Thema. Die Seriosität der Herausgeber steht außer Frage. Eine Kostprobe aus dem LSB-Vorwort:

»Die Empfehlungen basieren auf wissenschaftlichen Erkenntnissen und praktischen Erfahrungen vergangener Jahre. Der Leitfaden bietet konkrete Empfehlungen für ein partizipatives Vorgehen bei der Errichtung von Basisstationen für Baubehörden, Anrainer und Betreiber-Gesellschaften mit dem Ziel, gesundheitliche und wirtschaftliche Folgen zu berücksichtigen. Konfliktträchtige Bauvorhaben können so über einen konstruktiven dialoggesteuerten Prozess im Konsens mit den Anrainern verwirklicht werden.«

Ferner heißt es: »Der Leitfaden verfolgt zwei Ziele:

1. einen Planungszielwert für die von stationären Funkanlagen verursachten EMF-Gesamtimmissionen zu empfehlen. Das soll bewirken, dass insbesondere auch bei langfristiger Exposition die Immission minimiert und somit das damit verbundene mögliche Risiko für Wohlbefinden und Gesundheit der exponierten Personen ausgeschaltet oder so klein wie möglich wird.
2. Entscheidungsträgern für die Errichtung ortsfester Funkanlagen eine praktische Vorgangsweise zu bieten, die auch die Diskussion der gesundheitsrelevanten Langzeitauswirkungen berücksichtigt und die von den EMF-Emissionen an sensiblen Orten betroffenen Personen einbezieht.«

Es gibt natürlich eine seit vielen Jahren andauernde Diskussion über die Sender. Viele Bürgerinitiativen haben sich erst gegründet, weil sie den Bau einer Sendeanlage verhindern wollten. Teilweise ist das erfolgreich gelungen, Senderbau zu verhindern, teilweise hat es zu Frustration und Wut geführt, die allein schon unter dem optischen Gesichtspunkt verständlich ist. Laut Bundesnetzagentur gibt es mittlerweile 73700 Standorte mit meist mehreren Sendeantennen in Deutschland (Stand 2016).

Im Leitfaden wird betont sachlich argumentiert: »Die Einbindung der Bevölkerung wird von der WHO im Fact Sheet 304 empfohlen (früher: WHO-FS 193). Die WHO bezeichnet die »Einrichtung eines Dialogs über die Risiken elektromagnetischer Felder (2002)« als »... sehr wichtig, dass für eine sinnvolle Einbindung der Beteiligten ein strukturiertes Verfahren entwickelt wird und dass ihre Beteiligung an der Gestaltung dieser Entscheidung aktiv unterstützt und erleichtert wird. Das Verfahren besteht in der Regel aus drei Phasen: der Planung, der Durchführung und der Bewertung.«

Um den strukturierten Dialog für alle Beteiligten effizient gestalten zu können, wird – bezüglich Errichtung oder Änderung einer ortsfesten Funkanlage – den Entscheidungsträgern folgende proaktive Vorgangsweise empfohlen:

»Ermittlung jener sensiblen Orte, an denen aufgrund der technischen Anlagengestaltung (Antennenstandort, -konfiguration, -ausrichtung, -abstand und -höhe) die höchsten Immissionen zu erwarten sind.

Information über das Vorhaben an beteiligte lokale Personen/Parteien (betroffene Personen an sensiblen Orten und/oder für sensible Orte Zuständige, gegebenenfalls auch beteiligte Behörden).

Ermittlung der an den sensiblen Orten bereits vorhandenen EM-Felder (durch repräsentatives Monitoring und/oder Berechnung), gegebenenfalls in Kooperation und unter Einbindung der voraussichtlich exponierten Personen. (siehe

Abschnitt 3.3 »Messung der vorhandenen HF-EMF-Immissionen«)

Berechnung der durch die neue Anlage/Änderung der Anlage an diesen Orten zusätzlich auftretenden Immissionen, wobei ein Worst-case-Szenario anzunehmen ist.

Berechnung der zu erwartenden Gesamtbelastung durch Addition von gemessener Vorbelastung und berechneter Zusatzbelastung.

Darstellung der Ergebnisse, Diskussion mit den Beteiligten.

Entscheidung über den Standort/die Anlagenänderung im Konsens mit den beteiligten Personen.

Nachprüfung der Einhaltung des Planungszielwertes/des Konsensergebnisses (siehe Abschnitt 3.3 Messung der vorhandenen HF-EMF-Immissionen).

Wenn die Summe vorhandener (gemessener) und neuer (zusätzlich geplanter) HF-Immissionen den Planungszielwert überschreitet, sind zunächst – bei Einhaltung der Versorgungssicherheit – technische Lösungen zur Immissionsreduktion zu prüfen (Abschnitt. 3.1). Wenn danach der Planungszielwert noch immer überschritten würde, ist eine Lösung im Konsens mit den betroffenen Anrainern anzustreben.

Jeder Errichtungs-/Änderungsprozess ist standortspezifisch, daher kann für den konkreten Standort die praktische Vorgangsweise im Detail unterschiedlich ausfallen. In jedem Fall wird empfohlen, schriftliche Protokolle insbesondere über den erzielten Konsens zu erstellen und für die Dauer des Bestehens der Anlage bzw. des Standortes aufzubewahren.«

Im Abschnitt 3.1 des Leitfadens heißt es dann: »Wird der Planungszielwert überschritten und ist ein Ausweichen auf andere Standorte nicht leicht möglich, so kann die Immission in der Umgebung beispielsweise durch folgende technische Maßnahmen an der Antenne abgesenkt werden:

- Begrenzung der ausgestrahlten Leistung (EIRP)
- Änderung der Hauptstrahlrichtung

- Veränderung des Öffnungswinkels
- Änderung des Antennengewinns
- Änderung des Neigungswinkels
- Änderung der Montagehöhe.

Wenn alle oberen Möglichkeiten nicht zum Erfolg führen:

- Minimierung durch nachgewiesen wirksame Abschirmmaßnahmen.«

Wir alle müssen im Umgang mit der Mobilfunktechnik dazulernen. Weltweit haben Behörden unterschiedlicher Länder und Industrie-Vertreter erfolgreich Maßnahmen gesetzt, um über die Mindestvorschriften (Grenzwerte) hinausgehende Regelungen zu treffen. Wiederum aus dem Leitfaden, ein internationaler Überblick:

»Die WHO tritt im Fact Sheet 322 (Juni 2010) für die Einbindung aller Betroffenen ein, und stellt fest: ›Offene Kommunikation und Diskussion zwischen Betreibern, lokalen Behörden und der Öffentlichkeit kann helfen Verständnis und Akzeptanz zu bewirken.‹«

Original: »... establish effective and open communication programmes with all stakeholders to enable informed decision-making. These may include improving coordination and consultation among industry, local government, and citizens in the planning process ...«

In Australien bestehen seit Jahren – unabhängig von den staatlichen Grenzwerten – gute Erfahrungen mit dem Industry Code ACIF C564:2004 »Deployment of mobile phone network infrastructure«. Diese Regelung orientiert sich am Vorsorgeprinzip, indem es die Immission nach Möglichkeit minimiert. Kommunen und Öffentlichkeit werden vor Errichtung oder Ausbau einer Anlage informiert.

In Russland gelten für die Langzeit-Expositionen seit jeher niedrigere Grenzwerte (Grigoriev et al., Biophysics, 55:1041–45).

engl. Wortlaut: »… ICNIRP recommendations cannot be used for evaluation of the danger of long term chronic exposure to RF EMF of non thermal intensity, because these recommendations were not based on criteria corresponding to the considered situation.«

Der Wissenschaftliche Ausschuss für neu auftretende und neu identifizierte Gesundheitsrisiken (SCENIHR) der EU-Kommission Gesundheit und Verbraucherschutz hat bereits am 21. März 2007 in einer Stellungnahme (Opinion) zu möglichen Auswirkungen von elektromagnetischen Feldern auf die menschliche Gesundheit festgestellt: »Es gibt keine harten Beweise, dass die Gesundheit der Bevölkerung negativ betroffen ist, aber Unsicherheiten bleiben und die Anwendung des Vorsorgeprinzips wird weiterhin empfohlen … Sowohl für die allgemeine Öffentlichkeit als auch für Arbeitnehmer sind Sicherheitsvorkehrungen erforderlich«.

Europäisches Parlament 2008:

Der »Report on health concerns associated with electromagnetic fields (2008/2211.(INI))« vom 27/05/2008 hält fest, dass Interessengruppen der Branche, Infrastruktur-Verantwortliche, und die zuständigen Behörden Einfluss auf bestimmte Faktoren ausüben können. z. B.

- Abstand zu Senderstandort,
- Höhe der Basisstation,
- Ausrichtung einer Sendeantenne in Bezug auf Lebensräume.

Dies soll einen besseren Schutz für die Bevölkerung in der Umgebung solcher Einrichtungen erreichen und ist erreichbar durch optimierte Platzierung von Masten und Sendern und die Vermeidung von schlecht positionierten Anlagen. Die EU-Kommission und die Mitgliedsstaaten sind aufgefordert, geeignete Leitlinien zu entwickeln.

Englischer Originaltext: »… notes that industry stakeholders as well as relevant infrastructure managers and competent authorities can already influence certain factors, for example setting provisions with regards to the distance between a given site and the transmitters, the height of the site in relation to the height of the base station, or the direction of a transmitting antenna in relation to living environments, and, indeed, should obviously do so in order to reassure, and afford better protection to, the people living close to such facilities; calls for optimal placement of masts and transmitters and further calls for the sharing of masts and transmitters placed in this way by providers so as to limit the proliferation of poorly positioned masts and transmitters; calls on the Commission and Member States to draw up appropriate guidance.«

Das »Comittee on the Environment, Agriculture and Local and Regional affairs« des Parlaments des Europarates mit Sitz in Straßburg hält im Dokument Nr. 12 608 vom 6. Mai 2011 fest, dass man das Vorsorgeprinzip respektieren muss und die Grenzwerte überarbeiten soll; das Warten auf den endgültigen wissenschaftlichen und klinischen Nachweis kann zu sehr hohen gesundheitlichen und wirtschaftlichen Belastungen führen …

Original: »One must respect the precautionary principle and revise the current threshold levels; waiting for high levels of scientific and clinical proof can lead to very high health and economic cost, …«

Die Deutsche Strahlenschutzkommission (SSK) hält im Jahresbericht 2006 fest: »Eine im Rahmen aller technischen und wissenschaftlichen Möglichkeiten zu realisierende Minimierung der Gesamtexposition ergibt sich auch ohne bisher nachgewiesene Gesundheitsrisiken als ein Gebot der vorausschauenden Technologieplanung.«

In der Schweiz ist seit 1. Februar 2000 die Verordnung über den Schutz vor nichtionisierender Strahlung (NISV[1]) in Kraft. Die NIS-Verordnung basiert auf dem Umweltschutzgesetz, welches unter dem Primat der Vorsorge ein zweistufiges Schutzkonzept mit Gefährdungsgrenzwerten und zusätzlicher

Emissionsbegrenzung an der Quelle vorsieht, soweit letztere technisch und betrieblich möglich und wirtschaftlich tragbar ist. Als Gefährdungsgrenzwerte bzw. Immissionsgrenzwerte sieht die NIS-Verordnung die Richtwerte der Internationalen Kommission zum Schutz vor nichtionisierender Strahlung (ICNIRP) vor, welche an jedem zugänglichen Ort einzuhalten sind.

Darüber hinaus gelten für Anlagen (mit bestimmten Frequenzbändern) Emissionsbegrenzungen, welche an Orten mit empfindlicher Nutzung zwingend einzuhalten sind.

Für Anlagen des Mobilfunks werden im Anhang der NISV für solche Orte empfindlicher Nutzung (z. B. dort, wo sich Menschen regelmäßig während längerer Zeit aufhalten) anlagenbezogene Immissionsgrenzwerte, sogenannte Anlagegrenzwerte, festgelegt. So wird erreicht, dass die Strahlung bei der Quelle begrenzt wird und neue Anlagen nicht zu nahe an bestehende Orte mit empfindlicher Nutzung herangebaut werden können. Umgekehrt wird auch dafür gesorgt, dass neue empfindliche Nutzungen von bestehenden Anlagen ferngehalten werden. Um dies durchzusetzen, stellt die Verordnung auch Anforderungen an die Widmung von Bauzonen auf (NISV).

Im Fürstentum Monaco gilt für Anlagen ein Vorsorgegrenzwert von 6 V/m ° 95 mW/m² (zum Vergleich EU-Empfehlung 41 bis 58 V/m 4,5 bis 9 W/m² je nach Frequenz).

Das Liechtensteinische Umweltschutzgesetz (USG) vom 29. Mai 2008, orientiert sich am ALATA-Prinzip (technisch machbare Reduktion der Exposition). »Inhaber einer Anlage sind verpflichtet, mit Hilfe geeigneter Maßnahmen die tatsächliche elektrische Feldstärke auf den technisch niedrigst machbaren Wert zu senken und bis Ende 2012 im Mittel die tatsächliche elektrische Feldstärke von 0.6 V/m (1 mW/m²) zu erreichen.«

Die Französische Agentur für Umweltgesundheit und Arbeitssicherheit (Afsset) empfiehlt Maßnahmen zur Expositionsreduktion und Einbindung der Anrainer so früh wie möglich.

In Italien gilt das Vorsorgeprinzip. Deshalb wurden zusätzlich zu den Expositionsgrenzwerten, die nur eindeutig nachgewiesene gesundheitliche Auswirkungen berücksichtigen, so genannte Vorsorgegrenzwerte und Qualitätsziele eingeführt, um die Bürger auch vor möglichen Langzeiteffekten zu schützen. Im Umfeld von Sendeanlagen gilt in Italien für das elektrische Feld im Wohnbereich (Aufenthaltsdauer von mehr als 4 Stunden am Tag) ein Grenzwert von 6 V/m (95 mW/m²).

In Südtirol ist der »Landesfachplan der Kommunikationsinfrastrukturen«, zuletzt bestätigt per Dekret des Landeshauptmanns vom 29. April 2009, Nr. 24 »Durchführungsverordnung betreffend die Kommunikationsinfrastrukturen«, in Kraft. Diese sieht vor, dem »Schutz der Gesundheit der Bevölkerung großes Gewicht beizumessen, indem die Belastung mit elektromagnetischen und elektrostatischen Feldern so gering als irgend möglich gehalten wird (ALARA).«

In der Empfehlung des österreichischen Obersten Sanitätsrates (OSR) »Gesichtspunkte zur aktuellen gesundheitlichen Bewertung des Mobilfunks«, abzurufen beim Bundesministerium für Gesundheit (BMG), stellt der OSR unter anderem fest: »Da langfristige Effekte jedoch nicht mit ausreichender Sicherheit ausgeschlossen werden können, sollen Funkanlagen, die zu einer lang dauernden Exposition von Menschen führen, vorsorglich unter Anwendung eines Zielwertes … für Hochfrequenzeinwirkungen mindestens um den Faktor 100 unter dem Grenzwert für die Leistungsflussdichte der ÖNORM E 8850 angesetzt werden«.

Die Vertreter der Stadt Feldkirch, der Stadtwerke Feldkirch sowie der Mobilfunkbetreiber und des Forums Mobilkommunikation (FMK) befürworten die Bürgerbeteiligung und eine offene Informationspolitik. Sie setzen das Anliegen um, die Anrainer über die Errichtung von Sendeanlagen vor Aufnahme der Bauarbeiten zu informieren.

Die Vorgangsweise in Wien bei städtischen Wohnhausanlagen oder Grundstücken (nur dort kann die Stadt Wien privatrechtliche Vereinbarungen mit den Mobilfunk-Betreiberinnen schließen) sieht vor, die Immissionen der einzelnen Mobilfunksysteme – soweit technisch möglich und wirtschaftlich zumutbar – zu minimieren. Für UMTS und GSM dürfen die Immissionen nicht höher als 10 mW/m² (ca. 2 V/m) für die Leistungsflussdichte sein. In Summe darf unter Berücksichtigung aller bestehender Anlagen und sonstiger hochfrequenter elektromagnetischer Felder der Wert von 100 mW/m² (ca. 6 V/m), an Orten, an denen sich Menschen potenziell dauerhaft aufhalten, nicht überschritten werden.

Mit diesem Summenwert folgt die Stadt Wien der Empfehlung des Obersten Sanitätsrates zur vorsorglichen Immissionsbegrenzung.«

Dass Professor Mosgöller es geschafft hatte, für diesen Leitfaden, in dem die für die Fachleute längst unstrittigen Probleme des Mobilfunks so offen angesprochen werden, drei unterschiedlichste Interessenvertreter zur gemeinsamen Veröffentlichung zu bewegen, ist ein wahres Husarenstück eines unbeirrbaren Wissenschaftsmanagers. Bleibt abzuwarten, wie lange sich Politik, Medien und Industrie noch im Vogel-Strauß-Modus bewegen werden. Es gibt Hinweise darauf, dass sich hinter den Kulissen durch die Prozesse in den USA bereits etwas getan hat für uns Verbraucher. Ob ein Industrie-Befürworter, der plötzlich selbst ein Problem findet, oder eine an sich industriefreundliche Strahlenschutz-Organisation, die völlig unerwartet Verbrauchertipps im Sinne der Prävention auflegt.

Der Stand der Forschung und der Umgang damit

Obwohl die Forschungslage in Fachkreisen eindeutig belegt, dass die nicht-ionisierende Strahlung des Mobilfunks z. B. krebserregend sein kann, herrscht unter den Verbrauchern immer noch eine Tendenz, die sich häufenden Meldungen zu Gesundheitsrisiken auf die leichte Schulter zu nehmen.

Dies mag einerseits an der auch mir persönlich nicht unbekannten Ignoranz geschuldet sein, andererseits gelingt es der Industrie immer wieder, die Fakten zu beschönigen, zu verdrehen oder gar ins Lächerliche zu ziehen. Gezielte Lobbyarbeit verhindert eine sachgerechte Bewertung der Faktenlage. Im Mobilfunkthema ist das Streuen von fake news eigentlich ein alter Hut.

Ein typisches Beispiel:
Die Österreichische Ärzte Woche meldet in der Ausgabe Nr. 46 am 17. November 2016 in einem Sonderbericht: »Keine Gefahr durch Mobilfunk«.

Die Autorin des Artikels, Lydia Unger-Hunt, schreibt über den neuen Studien-Report der Allgemeinen Unfall Versicherung AUVA: »Nach kritischer Evaluierung von Studienaufbau und -ergebnissen lautet das Fazit: ›Keine Hinweise auf gesundheitsschädliche Effekte‹.«

Zufällig bin ich an diesem Tag im Institut des leitenden Krebsforschers Professor Dr. med. Wilhelm Mosgöller. Er reagiert wutentbrannt auf diese Art der Berichterstattung und ruft beim Chefredakteur an. Dieser verweist ihn dann auf einen kleingedruckten Hinweis am Seitenrand: »Entgeltliche Einschaltung« steht da nämlich.

Achttausend Euro habe es sich der Lobbyverband der Mobilfunkindustrie in Österreich, kurz FMK (Forum Mobil Kommunikation) kosten lassen, um diese als Presseartikel getarnte Anzeige zu platzieren.

Zunächst schreibt der Krebsforscher dann an die Chefredaktion: »Als regelmäßiger Leser der Ärzte Woche und als Koordinator der im Betreff diskutierten AUVA Studie darf ich meine Verwunderung und Enttäuschung über den mehr als nur unglücklichen Text ausdrücken. Nachdem es sich um eine bezahlte Anzeige handelt und die Meinungsfreiheit des Zahlers ein hohes Gut ist, hoffe ich, dass die Einnahmen genug waren, um wieder Raum für seriöse Artikel zu haben. Der Text von Frau Unger-Hunt würdigt eine Errungenschaft der AUVA aus den letzten fünf Jahren und Wissenschaftler herab.

Natürlich ist mir bewusst und verstehe ich, dass Printmedien und Journalisten von Einnahmen leben, finde es aber bedauerlich, wenn man einer Lobby hilft, Unsinn zu verbreiten.

Die im Artikel angeführten Kritikpunkte am design und den Ergebnissen sind haltlos und dumm …« usw., usf.

In der Tat lässt sich das von Professor Mosgöller koordinierte Studienergebnis wie folgt interpretieren:

Im August 2016 veröffentlichte die österreichische Allgemeine Unfallversicherungsanstalt (AUVA) den ATHEM-Report II *»Untersuchung athermischer Wirkungen elektromagnetischer Felder im Mobilfunkbereich«,* durchgeführt an der Medizinischen Universität Wien. Ein Anlass der Untersuchung war, dass in Italien das Cassationsgericht Rom, die höchste Gerichtsinstanz, erstmals den Gehirntumor eines Managers auf sein häufiges Mobiltelefonieren zurückgeführt hat. Der Kläger erhält eine 80 %ige Berufsunfähigkeitsrente.

Beim ATHEM-Projekt lag ein Schwerpunkt auf Labor-Untersuchungen zum zellulären Mechanismus möglicher gentoxischer Wirkungen. Die Humanexperimente ergaben, dass *»die HF-EMF-Exposition an Mundschleimhautzellen geringe gentoxische und zytotoxische Wirkungen hervorrufen kann. Bei Viel-Telefonierern fanden sich diskrete Hinweise auf die Kumulation der Wirkungen durch die Exposition«* (Zusammenfassung ATHEM-Report). Die In-vitro-Ergebnisse bestätigen das Risikopotential.

Die Versicherungsanstalt hatte den Fall aus dem Jahre 2012 seinerzeit zum Anlass genommen, eine umfangreiche Studie bei Prof. Mosgöller/MedUni Wien in Auftrag zu geben.

Viele deutsche Medien berichteten am 21.4.2017 unter der Schlagzeile »Tumor durch Handy als Berufskrankheit anerkannt« über ein Urteil vom 30.3.2017 in Italien (Tribunale Ordinario di Ivrea Sezione Lavoro VERBALE DELLA CAUSA n.r.g.

452/2015). Es ist zwar wie eben geschildert nicht das erste Urteil mit diesem Ausgang in Italien, wie die Medien berichten, aber dennoch ist es sehr bedeutend.

Der Geschädigte telefonierte 15 Jahre lang täglich mehr als 3 Stunden mit dem Handy. Er bekam nun eine monatliche Rente von 500 Euro von der Unfallversicherung zugesprochen. Ein Gutachter, Prof. Paolo Crosignani, betonte, dass ähnlich wie bei Asbest das Vorsorgeprinzip angewandt werden muss. Auch bei Asbest sei bis heute kein eindeutiger Wirkmechanismus bekannt, trotzdem musste seine krebserregende Wirkung anerkannt werden.

Diese Bedeutung des Urteils wird in der Presse relativiert: »*Gesundheitsstudien zur Nutzung von Mobiltelefonen hatten bislang ergeben, dass bei einem durchschnittlichen Gebrauch kein ernsthaftes Gesundheitsrisiko besteht. Es gibt aber Hinweise auf Risiken durch die übermäßige Nutzung von Handys. Experten zufolge ist es für endgültige Schlussfolgerungen zu den Auswirkungen der vergleichsweise jungen Technologie noch zu früh.*« Wer diese Experten sind, wird nicht genannt, auch berichtet kein Journalist über die umfangreiche Studienlage, die diesem Urteil zugrundeliegt.

Italiens Medien selbst gehen sehr vorsichtig mit der Nachricht um, wissenschaftlich sei ein Zusammenhang nicht bewiesen, heißt es übereinstimmend … oder auch »Die Gutachter seien unseriös«.

Diese Behauptungen werden einfach so in den Raum gestellt. Schauen wir uns die tatsächlichen Sachverhalte an, so mag das Urteil anders ausfallen.

Gutachter vor dem italienischen Gericht waren der Epidemiologe Prof. Paolo Crosignani (Mailand) und der Toxikologe und Onkologe Prof. em. Angelo Gino Levis (Universität Padua), der sich auf die Untersuchungen von Prof. Lennart Hardell stützte.[6] Prof. Hardell ist Onkologe und Epidemiologe. Er praktiziert, forscht und lehrt an der Universität Lund (Schweden). Im Frühjahr 2017 publizierte er den bisher umfassendsten Review zum internationalen Forschungsstand zu den Auswirkungen von nicht-ionisierender Strahlung auf das Gehirn und die Folgen (Carlberg/Hardell 2017).[7] Diese aktuellste Arbeit, die verfügbare Daten über den längstmöglichen Nutzungszeitraum auswertet, bestätigt das Krebsrisiko. Dieser Review ist eine Zusammenschau von in-vitro- (Laborstudien an Zellen), in-vivo- (Studien an Tieren), epidemiologischen Studien, dem Nachweis eines Wirkmechanismus und ablesbaren Trends aus der Krebsstatistik. Nach der Zusammenschau der Ergebnisse (»Weight of Evidence Approach«) fordern Carlberg/Hardell (2017) als Konsequenz: *»RF radiation should be regarded as a human carcinogen causing glioma«* und die Höhergruppierung in »krebserregend«.

Das italienische Urteil basiert auf folgenden Studienergebnissen:[8]

- Die IARC (International Agency for Research on Cancer) der WHO hat im Jahr 2011 die HF-EMF (Hochfrequente Elek-

6 Italienische Quellen:
http://www.giustiziami.it/gm/ivrea-il-telefono-come-lamianto-cancerogeno-ma-non-si-sa-perche/
http://www.giustiziami.it/gm/wp-content/uploads/2017/04/Consulenza-Ivrea1.pdf
http://www.giustiziami.it/gm/wp-content/uploads/2017/04/259615735.pdf
http://www.capolmone.org/team_medici/Paolo_Crosignani/PCcvItal.pdf
http://www.applelettrosmog.it/file/scientifici/levis/Curriculum_Angelo_Levis.pdf.

7 Carlberg M, Hardell L (2017): Evaluation of Mobile Phone and Cordless Phone Use and Glioma Risk Using the Bradford Hill Viewpoints from 1965 on Association or Causation, Review Article BioMed Research International, Volume 2017, Article ID 9218486, https://doi.org/10.1155/2017/9218486

8 Einen aktuellen Studienüberblick gibt die Arbeit von Hensinger P, Wilke I (2016): Mobilfunk: Neue Studienergebnisse bestätigen Risiken der nicht-ionisierenden Strahlung, umwelt · medizin · gesellschaft | 29 | 3/2016.
Download: https://www.diagnose-funk.org/publikationen/artikel/detail&newsid=1141
Siehe dazu auch die vierteljährlichen Studienrecherchen von diagnose:funk: http://mobilfunkstudien.de/studienreport/index.php

tromagnetische Felder) als »möglicherweise karzinogene« Agenzien eingestuft, in Gruppe 2B.[9]

- Nach den Ergebnissen der INTERPHONE-Studie ist für die Gruppe der Vieltelefonierer (1640 Stunden/kumuliert) das Gehirntumorrisiko *»signifikant«*[10] erhöht.[11]
- Die Studien der Gruppe um Hardell weisen erhöhte Risiken für Gliome und Akustikusneurinome nach.[12] Hardells Auswertungen ergaben für Gliome im Untersuchungszeitraum 1997–2009 für Vielnutzer (1640 Stunden/kumuliert) ein 2,24-fach erhöhtes Risiko bei einer Nutzungsdauer länger als 10 Jahre, für Akustikusneurinome ein 2,6-fach erhöhtes Risiko. Die neuesten Auswertungen ergaben ein bis zu 5-fach erhöhtes Risiko bei einer Nutzungsdauer > 20 Jahre. Carlberg/Hardell (2017) fordern deshalb die Eingruppierung als krebserregende Substanz (s. Anm. 5).

---

9 Die IARC Bewertung im Jahr 2011 basierte auf der Interphone-Studie und den Hardell – Studien, die zum damaligen Zeitpunkt ein 40% erhöhtes Risiko für Gliome bei einer Nutzung von 30 Minuten täglich über einen Zeitraum von 10 Jahren feststellten, siehe dazu Pressemitteilung der WHO No. 208 vom 31.05.2011. Download: https://www.diagnose-funk.org/publikationen/artikel/detail&newsid=929. Die Industrie startete eine weltweite Verharmlosungskampagne, um die WHO Eingruppierung »möglicherweise krebserregend« mit der Sprachregelung, in dieser Kategorie 2B seien auch Kaffee und eingelegtes Gemüse eingruppiert, anzuzweifeln und zu verharmlosen. Diese Sprachregelung wurde von vielen Medien übernommen und wird jetzt wieder hervorgeholt.
Auf https://www.diagnose-funk.org/publikationen/artikel/detail&newsid=1085 werden Entstehung und Hintergründe dieses falschen Argumentes analysiert.

10 In der Wissenschaft wird ein Ergebnis als signifikant bezeichnet, wenn die Wahrscheinlichkeit gering ist, dass es durch Zufall zustandekam. Der wissenschaftliche Nachweis eines Ursache-Wirkungszusammenhangs (Wirkmechanismus, Kausalität) ist für eine Vorsorgepolitik keine Bedingung. Ob er bei gestörten biologischen und psychischen Lebensprozessen immer möglich ist, ist umstritten. Der Anspruch auf monokausale naturwissenschaftliche Erklärungen ist hier in der Regel schwer anwendbar.

11 Interphone Study Group (2010): Brain tumour risk in relation to mobile telephone use: results of the INTERPHONE international case-control study. Int J Epidemiol 2010; 39:675–694. Cardis E et al. (2011): Risk of brain tumours in relation to estimated RF dose from mobile phones: results from five Interphone countries. Occup Environ Med 2011; 68(9):631–640

12 Hardell L et al. (2011): Pooled analysis of case-control studies on malignant brain tumours and the use of mobile and cordless phones including living and deceased subjects. Int J Oncol 2011; 38(5): 1465–1474.

- Im März 2015 gab das deutsche Bundesamt für Strahlenschutz nach den Ergebnissen einer Replikationsstudie bekannt, dass eine krebspromovierende Wirkung unterhalb der Grenzwerte als gesichert angesehen werden muss (Lerchl et al. 2015).[13]
- Die Ergebnisse des zweiten ATHEM-Reports (2016) der österreichischen AUVA-Versicherungsanstalt, in deutscher Sprache publiziert, sind eindeutig: Mobilfunkstrahlung schädigt das Erbgut (DNA)/der Schädigungsmechanismus ist oxidativer Zellstress/die Schädigungen sind athermische Wirkungen, vor denen die geltenden Grenzwerte nicht schützen.[14]
- Weit über 50 Einzelstudien weisen DNA-Strangbrüche (Erbgutveränderungen, Vorstufe zu Krebs) unterhalb der Grenzwerte nach.[15]
- Ein kompletter Forschungsüberblick zum Stand 2017 ist nun von Carlberg M, Hardell L (2017) unter dem Titel: »Evalua-

---

13 Tumor promotion by exposure to radiofrequency electromagnetic fields below exposure limits for humans. Lerchl et al., Biochem Biophys Res Commun 2015; 459 (4): 585–590. In der Studie des BfS, deutsche Fassung, heißt es: »*Im Prinzip kann und muss daher geschlussfolgert werden, dass tumorpromovierende Effekte lebenslanger Exposition zu hochfrequenten elektromagnetischen Feldern im ENU-Mausmodell als gesichert anzusehen sind. Welche Mechanismen der tumorpromovierenden Wirkung in der Lunge und der Leber und den Lymphomen zugrunde liegen, darüber kann derzeit nur spekuliert werden. Auch darüber, warum erhöhte Tumorinzidenzen vermehrt in den Gruppen mit schwacher und mittlerer Expositionsstärke (0,04 W/kg bzw. 0,4 W/kg) auftraten und nicht in der mit 2 W/kg am stärksten exponierten Gruppe.*« (S. 37)

14 ATHEM-2 (2016): Untersuchung athermischer Wirkungen elektromagnetischer Felder im Mobilfunkbereich, AUVA Report-Nr. 70; Hrsg. Allgemeine Unfallversicherungsanstalt, Österreich

15 Ruediger HW (2009): Genotoxic effects of radiofrequency electromagnetic fields. Pathophysiology (2009), doi:10.1016/j.pathophys. 2008.11.004;
Hardell L, Carlberg M (2014): Das Hirntumorrisiko im Zusammenhang mit der Nutzung von Mobil- und Schnurlostelefonen, in: Langzeitrisiken des Mobil- und Kommunikationsfunks, Hrsg. Kompetenzinitiative e. V., 2014;
Hardell L et al (2013): Mobile Phone use and brain tumor risk: early warnings, early actions, in: European Environment Agency: Late lessons from early warnings: science, precaution, innovation, EEA-Report 1/2013.
Bioinitiative Report 2012: A Rationale for Biologically-based Public Exposure Standards for Electromagnetic Fields (ELF and RF), www.bioinitiative.org

tion of Mobile Phone and Cordless Phone Use and Glioma Risk Using the Bradford Hill Viewpoints from 1965 on Association or Causation« erschienen (s. o.). Dieser Überblick analysiert auch die lobbyistischen Verflechtungen von internationalen Gremien und Behörden, die dazu dienen, den Forschungsstand zu verschleiern.

American Cancer Society (ACS): Paradigmenwechsel

Einen qualitativen Sprung im Nachweis brachten 2016 zwei Studien: der ATHEM-Report der österreichischen Unfallversicherung (s. o.) und vor allem die NTP-Studie der US-Regierung. Am 27. 5. 2016 wurden die ersten Teil-Ergebnisse dieser bisher größten Studie zu nichtionisierender Strahlung und Krebs vorgestellt. Sie wurde im National Toxicology Program (NTP) innerhalb des National Institutes of Health der US-Regierung durchgeführt, finanziert von der Regierung der USA mit 25 Millionen Dollar. Das Ergebnis: Mobilfunkstrahlung kann zu Tumoren führen. Durch die Strahlung wurden zwei Krebsarten (Schwannom, Gliom) und bei einer zusätzlichen Anzahl von Ratten präkanzerogene Zellveränderungen (Hyperplasie von Gliazellen) ausgelöst.[16] Die Ergebnisse wurden von vier unabhängigen Gremien überprüft, und in der Veröffentlichung ist der peer-review-Prozess transparent gemacht. Die Durchführung durch anerkannte Experten und die Überprüfung erfüllt die derzeit höchsten Standards. Das Ergebnis ist so brisant, dass die Wissenschaftler schon vor der Veröffentlichung in einer Fachzeitschrift mit dem geprüften Ergebnis an die Öffent-

16 Wyde ME et al. (2016): Report of Partial Findings from the National Toxicology Program Carcinogenesis Studies of Cell Phone Radiofrequency Radiation in Hsd: Sprague DawleyR SD rats (Whole Body Exposures). 26. 6. 2016 http://biorxiv.org/content/biorxiv/early/2016/05/26/055699.full.pdf

lichkeit gingen. Es erfordere, so die Wissenschaftler, von der US-Regierung eine Aufklärungs- und Vorsorgepolitik.[17]

Die American Cancer Society (ACS) drückt in ihrer Stellungnahme zur NTP-Studie deren Bedeutung aus: »*Dem NTP wurde die schwierige Aufgabe erteilt, nach einer Antwort auf die wichtigen Fragen zu potenziellen Krebsrisiken durch Handys zu suchen, und die Gruppe stand zu ihrer Verantwortung. Die Mitarbeiter des NTP waren sich der potenziellen Bedeutung dieser Studie klar bewusst. Deshalb gaben sie sich besondere Mühe, den höchsten wissenschaftlichen Ansprüchen zu genügen. Sie verwendeten die doppelte Anzahl von Tieren, die für diese Art von Studie erforderlich ist. Sie beriefen nicht nur ein Gremium, sondern vier Gremien ein, um sich Gewebe von exponierten Tieren anzusehen, um sicherzustellen, dass es sich bei den festgestellten Hirn- und Herztumoren auch in der Tat um solche Tumoren handelte. Sie beauftragten die Bewertung durch mehrere Wissenschaftler außerhalb des NTP, um alle Aspekte der Datenanalyse und Studienergebnisse kritisch zu überprüfen. So sollte sichergestellt werden, dass die Ergebnisse den kritischen Beurteilungen standhalten, die nach Veröffentlichung dieser unerwarteten Ergebnisse zu erwarten waren … Der NTP-Bericht, der einen Zusammenhang zwischen Mobilfunkstrahlung und zwei Krebsarten herstellt,* ***markiert einen Paradigmenwechsel in unserem Verständnis von Strahlung und Krebsrisiko*** *… Die American Cancer Society wartet mit Spannung auf die Richtlinien von Regierungsbehörden, wie die U.S. Food and Drug Administration (FDA, US-amerikanische Behörde für Lebens- und Arzneimittel) sowie die Federal Communications Commission (FCC, US-amerikanische Bundesbehörde für Kommunikation), zur Sicherheit der Handynutzung.*«[18]

17 Die Ergebnisse der NTP-Studie werden detailiert besprochen in der diagnose:funk Studienrecherche 2016–2, https://www.diagnose-funk.org/publikationen/artikel/detail&newsid=1101; die Auseinandersetzung darum ist zwischen dem 7.6.2017 und 11.6.2016 auf der Homepage www.diagnose-funk.org unter »Artikel« dokumentiert.

18 http://pressroom.cancer.org/NTP2016?_ga=1.187727649.861672531.1464614573

Wichtige In-Vivo- und In-Vitro-Studien

Die medial bekannteste Laborstudie an Zellen ist die REFLEX-Studie (2004), die bei GSM und UMTS unterhalb der Grenzwerte DNA-Strangbrüche nachgewiesen hat.[19] Gegen sie wurde eine heftige Industriekampagne geführt mit dem Vorwurf der Datenfälschung. Dazu gab es Prozesse mit dem eindeutigen Urteil: Der »Anführer« der Kampagne, Prof. Alexander Lerchl, darf den Vorwurf der Daten-Fälschung nicht mehr erheben. Die medizinische Universität Wien löschte danach diese Unterstellung von ihrer Homepage.[20] Dies wurde von der Presse nicht kommuniziert. Die Industrie versucht bis heute, den Focus der Medien und Behörden auf die angeblich gefälschten REFLEX-Studien zu verengen, auch um davon abzulenken, dass inzwischen viele Studien dieselben Nachweise erbracht haben. Es gibt inzwischen über 50 Studien in-vivo und in-vitro, die DNA-Strangbrüche nachweisen, alle gelistet im EMF-Portal, der Referenzdatenbank der WHO & Bundesregierung. Auch der Bioinitiative Report 2012 enthält eine Aufstellung.[21]

Im Kapitel zum »Wiener Skandal« wird diese Form der Diskreditierung von Wissenschaftlern näher untersucht.

---

19 Diem E et al.: Non-thermal DNA breakage by mobile-phone radiation (1800 MHz) in human fibroblasts and in transformed GFSH-R17 rat granulosa cells in vitro. Erschienen in: Mutat Res 2005; 583 (2): 178–183

20 https://www.diagnose-funk.org/publikationen/artikel/detail&newsid=1093

21 Ruediger HW (2009): Genotoxic effects of radiofrequency electromagnetic fields. Pathophysiology (2009), doi:10.1016/j.pathophys. 2008.11.004;
Hardell L, Carlberg M (2014): Das Hirntumorrisiko im Zusammenhang mit der Nutzung von Mobil- und Schnurlostelefonen, in: Langzeitrisiken des Mobil- und Kommunikationsfunks, Hrsg. Kompetenzinitiative e. V., 2014;
Hardell L et al (2013): Mobile Phone use and brain tumor risk: early warnings, early actions, in: European Environment Agency: Late lessons from early warnings: science, precaution, innovation, EEA-Report 1/2013.
Bioinitiative Report 2012: A Rationale for Biologically-based Public Exposure Standards for Electromagnetic Fields (ELF and RF), www.bioinitiative.org

Wirkmechanismus

Ein letztes Rückzugsgefecht vor allem der deutschen Behörden war bisher das Argument, es gäbe keinen Wirkmechanismus. Zum Wirkmechanismus gibt es in den letzten zwei Jahren plausible Modelle und Ergebnisse aus Zell- und Tierstudien.

- Der ATHEM-Report der AUVA-Versicherung bestätigt den Wirkmechanismus ROS (s. o.).[22]
- Reviews von Yakymenko (2016), Dasdag (2016), Houston (2016) bestätigen den Wirkmechanismus ROS[23]. Im bisher größten Review mit dem Titel »Oxidative Mechanismen der biologischen Aktivität bei schwachen hochfrequenten Feldern« hat eine renommierte internationale Forschergruppe um Prof. Igor Yakymenko (Kiew) 100 Studien aller Mobilfunk-Frequenzbereiche ausgewertet. Davon weisen 93 (!) eine EMF-bedingte Überproduktion von reaktiven Sauerstoffspezies nach. Die Forschergruppe schreibt: »*Schlussfolgernd zeigt unsere Analyse, dass Hochfrequenzstrahlung niedriger Intensität ein starker oxidativer Wirkungsfaktor für lebende Zellen ist, mit einem hohen krankheitserregenden Potenzial.*«[24] Die oxidativen Schädigungen treten, so Yakymenko et al., schon tausendfach unterhalb der Grenzwerte auf. Die Studie

22 ROS (Reaktive Sauerstoffspezies, Reactive Oxygene Species): Sauerstoffhaltige Moleküle, die sehr unstabil und hochreaktiv sind. Die hohe Reaktivität entsteht durch die instabile Elektronenkonfiguration der Radikale. Sie extrahieren schnell Elektronen aus anderen Molekülen, die dann selbst zu freien Radikalen werden. So wird eine Kettenreaktion ausgelöst und Zellschädigungen durch oxidativen Stress verursacht. Zu den ROS gehören die aggressiven Superoxide, Peroxide und Hydroxylradikale, die zu Schäden an den Basenpaaren der DNA führen können, ein Krebs auslösender Faktor.

23 Dasdag S, Akdag MZ (2016): The link between radiofrequencies emitted from wireless technologies and oxidative stress. J Chem Neuroanat 2016; 75 Pt B: 85–93.
Houston BJ et al.: (2016): The effects of radiofrequency electromagnetic radiation on sperm function; Reproduction 2016; 152 (6): R263-R2762

24 Yakymenko I et al. (2016): Oxidative mechanisms of biological activity of low-intensity radiofrequency radiation. Electromagn Biol Med 2016; 35 (2): 186–202. In deutscher Übersetzung als diagnose:funk Brennpunkt erschienen.

liegt in deutscher Übersetzung von diagnose:funk vor. Die Wissenschaftler um Prof. Igor Yakymenko (Kiew) gehören zu den führenden Forschern auf dem Gebiet Strahlung und Krebs, auch zur ionisierenden Strahlung.

- Diesen Wirkmechanismus (ROS, Oxidativer Zellstress) beschreiben auch die US-Hochfrequenz-Forscher Barnes/Greenebaum (2016) in ihrem Artikel »Einige Wirkungen von schwachen Magnetfeldern auf biologische Systeme: HF-Felder können die Konzentration von Radikalen und Krebszell-Wachstumsraten verändern.«[25]
- Die in den Scientific Reports (Hrsg. Nature-Gruppe) veröffentlichte Studie von Panagopoulos et al. (2015) »Polarisation: ein wesentlicher Unterschied zwischen künstlich erzeugten und natürlichen elektromagnetischen Feldern in Bezug auf biologische Aktivität« stellt die Hypothese auf, dass die Polarisation, also die feste Schwingungsrichtung des elektrischen Feldvektors der Welle, ein entscheidender Faktor für das Verständnis von biologischen Effekten elektromagnetischer Strahlung niedriger Intensität ist.[26] Da die Polarisation, ebenso wie die Pulsung der Mikrowellenstrahlung, eine leistungsunabhängige Eigenschaft ist, wirkt die durch sie bedingte Schädigung auch bei geringster Strahlenbelastung.
- Die kanadische Gesundheitsbehörde »British Columbia Centre for Disease Control (BCCDC)« veröffentlichte im März

---

25 Barnes F, Greenebaum B (2016): Some Effects of Weak Magnetic Fields on Biological Systems: RF fields can change radical concentrations and cancer cell growth rates«, IEEE Power Electronics Magazine 2016; 3 (1): 60–68. Dazu auch: Neitzke HP (2012): Einfluss schwacher Magnetfelder auf Biologische Systeme: Biophysikalische und biochemische Wirkungsmechanismen, EMF Monitor 4/2012; Warnke U (2009): Ein initialer Mechanismus zu Schädigungseffekten durch Magnetfelder bei gleichzeitig einwirkender Hochfrequenz des Mobil-und Kommunikationsfunks, umwelt- medizin- gesellschaft, 3/2009.

26 Panagopoulos DJ et al. (2015): Polarization: a key difference between man-made and natural electromagnetic fields, in regard to biological activity. Sci Rep 2015; 5: 14914-1-14914-10. Siehe dazu auch: Scheler K (2016): Die Polarisation: Ein wesentlicher Faktor für das Verständnis biologischer Effekte von gepulsten elektromagnetischen Wellen niedriger Intensität, umwelt- medizin- gesellschaft, 3/2016, Beilage.

2013 den 376-seitigen Forschungsüberblick »Radiofrequency Toolkit for Environmental Health Practitioners«, in dem als Hauptursache der Risiken für die Spermien der Oxidative Stress benannt wird: »*Oxidativer Stress insgesamt scheint einer der plausibleren Mechanismen bei der durch Hochfrequenzstrahlung verursachten Spermienschädigung zu sein. Er konnte ziemlich durchgängig bei Studien an Mensch und Tier speziell zu Spermien, aber auch allgemein bei anderen Zellen, festgestellt werden.« (s. dort S. 272)*

- Viel zu wenig beachtet wird der neue Radarbericht des Otto-Hug-Institutes (2015), den u.a. Prof. Pflugpfeil und Prof. Schmitz-Feuerhake mit verfasst haben. Sie stellen fest, dass die Kombinationswirkung von ionisierender und nicht-ionisierender Strahlung eine mögliche Ursache multipler Krankheitsphänomene sein kann.[27]

Epidemiologie & Krebsstatistik

Grundlage für die WHO-Eingruppierung »möglicherweise krebserregend« waren die Ergebnisse der Interphone-Studie und die Studien von Hardell et al., die für Vielnutzer ein über 5-fach erhöhtes Tumorrisiko nachgewiesen haben, genau für die Tumorarten, die jetzt auch in der NTP-Studie festgestellt wurden. Das ist bedeutend, weil die vorausgegangenen epidemiologischen Ergebnisse nun von medizinisch-biologischen bestätigt werden.

Nach den Untersuchungen von Prof. Michael Kundi (Med. Uni Wien) schlägt sich die Nutzung der Handys bereits in erhöhten Tumorraten nieder. Das führt Kundi auf die krebspromovierende Wirkung zurück. Auf der Anhörung im Landtag in Südtirol (Mai 2015) formulierte er die Schlussfolgerungen aus seiner Auswertung (authorisierter Text von Prof. Kundi):

27 https://www.diagnose-funk.org/publikationen/artikel/detail&newsid=1023

2. Die Evidenz aus epidemiologischen Studien weist derzeit auf ein erhöhtes Risiko der Mobiltelefonnutzung für Hirntumoren hin, wobei eine kausale Interpretation zulässig ist. Wegen der noch immer kurzen Nutzungsdauer (im Vergleich zur Entwicklungsdauer der Krankheit) kann das Risiko in seiner Höhe noch nicht beziffert werden.

3. Statistische Auswertungen zeigen ein Ansteigen der Hirntumoren, was aber derzeit wegen der Latenzzeit nicht auf eine krebsauslösende, sondern krebspromovierende Wirkung der nicht-ionisierenden Strahlung zurückgeführt werden muss. Eine geschädigte Zelle entwickelt sich schneller und früher zum Tumor. **Die krebspromovierende Wirkung kann als gesichert angesehen werden.** *Die neue Studie von Lerchl et al., die vom deutschen Bundesamt für Strahlenschutz im März 2015 veröffentlicht wurde, bestätigt diese Auffassung, führte Prof. Kundi in der Diskussion aus.«*[28]

Neue Krebsstatistiken stützen Prof. Kundis Ausführungen und die Ergebnisse der Hardell-Studien: Das Krebsgeschehen entwickelt sich unter Strahlungseinwirkung schneller, vor allem bei Jugendlichen steigen die Fallzahlen. Dies wird durch die Auswertung der US-Krebsstatistik von Gittleman et al. (2015) bestätigt. Bei bestimmten Krebsarten gibt es signifikante Anstiege bei Kindern und Jugendlichen: »*Die Fälle von gutartigen Tumoren des zentralen Nervensystems haben jedoch deutlich zugenommen. Zum Vergleich kam es bei Jugendlichen zu einer Zunahme von bösartigen und gutartigen Tumoren des zentralen Nervensystems. Bei Kindern kam es zu einer Zunahme von akuter myeloischer Leukämie, Non-Hodgkin-Lymphomen sowie bösartigen Tumoren des zentralen Nervensystems« (s. S. 111).*[29] Die neuesten US-Auswertungen von Burckhammer et al. (2017) »The increa-

28 https://www.diagnose-funk.org/publikationen/artikel/detail&newsid=498
29 Gittleman HR et al. (2015): Trends in Central Nervous System Tumor Incidence Relative to Other Common Cancers in Adults, Adolescents, and Children in the United States, 2000 to 2010. Cancer 1–2015, S. 102 ff

sing toll of adolescent cancer incidence in the US« bestätigen diesen Trend. Die Arbeit von Lim et al. (2017) »Trends in Thyroid Cancer Incidence and Mortality in the United States, 1974–2013« und das Robert-Koch-Institut (Deutschland) bestätigen diese Anstiege für Schilddrüsenkrebs.[30] Gittleman et al. erwähnen einen möglichen Zusammenhang zur Handynutzung.[31] Bortkiewicz et al. (2016) publizierten die Metaanalyse »Mobile Phones use and risk for intracranial tumors and salivary gland Tumors – a meta analysis« mit dem Ergebnis: *»The results support the hypothesis that long-term use of mobile phone increases risk of intracranial tumors, especially in the case of ipsilateral exposure.«*[32] Die neueste Metastudie von Prasad et al. (2017) arbeitet heraus, dass die Studien, die eine erhöhte Krebsinzidenz nachweisen, von hoher Qualität sind.[33]

---

30 Burkhamer J, Kriebel D, Clapp R (2017): The increasing toll of adolescent cancer incidence in the US. PLoS ONE 12(2): e0172986. doi:10.1371/journal.pone.0172986. Lim H et al. (2017): Trends in Thyroid Cancer Incidence and Mortality in the United States, 1974–2013, *JAMA*. doi:10.1001/jama.2017.2719 , Published online March 31, 2017, Abstract: *»CONCLUSIONS AND RELEVANCE. Among patients in the United States diagnosed with thyroid cancer from 1974–2013, the overall incidence of thyroid cancer increased 3% annually, with increases in the incidence rate and thyroid cancer mortality rate for advanced-stage papillary thyroid cancer. These findings are consistent with a true increase in the occurrence of thyroid cancer in the United States.«* Auch das Robert-Koch-Institut (Deutschland) verzeichnet einen Anstieg von Schilddrüsenkrebs von 2011 (Männer 1830, Frauen 4540) auf 2016 (Prognose: Männer 2100, Frauen 5200); RKI: Krebs in Deutschland, 2015, S. 114

31 *»Some of these have worked to assess trends that may be associated with the popularization of cellular telephones.«* (Gittleman et al., S. 109)

32 Bortkiewicz A et al. (2017): Mobile phone use and risk for intracranial tumors and salivary gland tumors – a meta-analysis, International Journal of Occupational Medicine and Environmental Health 2017;30(1):27–43, https://doi.org/10.13075/ijomeh.1896.00802

33 Prasad M et al. (2017): Mobile phone use and risk of brain tumours: a systematic review of association between study quality, source of funding, and research outcomes. Mobiltelefon-Nutzung und das Risiko für Hirntumor: ein systematischer Review zum Zusammenhang zwischen Studienqualität, Fördermitteln und Forschungsergebnissen, Neurol Sci 2017: *»Es wurde eine signifikante positive Korrelation zwischen der Studienqualität (Werte zwischen 5 und 8) und dem Risiko für Hirntumor im Zusammenhang mit Mobiltelefon-Nutzung beobachtet. Qualitativ hochwertigere Studien wiesen einen statistisch signifikanten Zusammenhang zwischen Mobiltelefon-Nutzung und dem Risiko für Hirntumor auf. Des Weiteren wurde beobachtet, dass die Fördermittel auch die Qualität*

Populärwissenschaftliche Überblicksarbeiten

Einen guten Überblick – Stand 2015 – geben der Vortrag von Hardell/Carlberg: »Das Hirntumorrisiko im Zusammenhang mit der Nutzung von Mobil- und Schnurlostelefonen« und der Artikel von Hardell, Carlberg, Gee im Band »Late Lessons – Early Warnings, Band II« der Europäischen Umweltagentur (EUA), Kapitel 21: »Mobile phone use and brain tumour risk: early warnings, early actions?«. Zum Verständnis des politischen Hintergrunds der Debatte trägt der Artikel von Prof. Franz Adlkofer bei: »Der Umgang der Politik mit dem Strahlenschutz der Bevölkerung. Ein geschichtlicher Rückblick«.[34]

Fazit

Es liegen starke Hinweise bis Beweise vor, dass die nicht-ionisierende Strahlung des Mobilfunks Krebs erregend sein kann. Die Schlussfolgerung des neuen Reviews von Carlberg/Hardell, dass die Mobilfunkstrahlung als karzinogen eingestuft werden muss, muss Anlass sein, eine aktive Verbraucherschutzaufklärung zur Smartphone-, TabletPC- und WLAN-Nutzung zu starten, als Bestandteil einer Vorsorgepolitik. Maßnahmen zur Strahlungsminimierung können und müssen sofort umgesetzt und Alternativen in der Technik in der Forschung gefördert und realisiert werden.

der Ergebnisse in den Studien beeinflussen. Die Autoren schlussfolgerten, dass sie Hinweise für den Zusammenhang zwischen Mobiltelefon-Nutzung und dem Risiko für Hirntumor, insbesondere bei Langzeitnutzern (≥ 10 Jahre), gefunden haben. Qualitativ hochwertigere Studien zeigten einen Trend zu einem höheren Risiko für Hirntumor, während Studien mit niedrigerer Qualität einen Trend zu einem niedrigeren Risiko bzw. eine schützende Wirkung aufwiesen.« (Auswertung EMF-Portal)

34 Download der Artikel von Hardell und Adlkofer auf: http://www.pandora-stiftung.eu/archiv/2014/drei-vortraege-der-tagung-der-kompetenzinitiative.html. Der Artikel der EUA ist über Suchmaschinen-Eingabe abrufbar.

Die deutsche Verbraucherschutz-Organisation diagnose:funk fordert, dass auf allen Endgeräten (Smartphones, Tablets, DECT-Telefone, Babyphones, WLAN-Router) Warnhinweise angebracht werden, wie das in Berkeley (USA) für Smartphones gesetzlich angeordnet wurde,[35] dass alle Endgeräte über Kabelanschlüsse verfügen müssen und für jedes verkaufte Gerät eine Ein-Euro-Abgabe an einen Fond abgeführt wird, aus dem Aufklärungskampagnen und unabhängige Forschung finanziert wird. Der Gesetzgeber muss gesetzliche Schutz- und Monitoringmaßnahmen wie in Frankreich erlassen.[36]

Bei unseren Nachbarn veröffentlichte die französische staatliche Behörde für Gesundheitsschutz bei Lebensmitteln, in der Umwelt und am Arbeitsplatz (ANSES) den wissenschaftlichen Bericht »Funkfrequenzexposition und die Gesundheit von Kindern«. Sie kam darin zum Ergebnis, dass Kinder stärker durch die Exposition durch Funkfrequenzstrahlung beeinträchtigt sind. Daher empfiehlt der Bericht die sofortige Verringerung der Exposition gegenüber der Strahlung sämtlicher Drahtlosgeräte bei jungen Kindern.

ANSES erkennt die Unzulänglichkeit aktueller, überholter Bestimmungen zur Funkfrequenzexposition an und empfiehlt eine Verschärfung der Expositionsgrenzwerte unter Einbeziehung eines Sicherheitsfaktors zum Schutz von Kindern. Außerdem sollen ausgefeilte Prüfmethoden vor der Markteinführung ausgearbeitet werden, um die Exposition von Menschen gegenüber Funkfrequenzstrahlung von Drahtlosgeräten umfassend zu beurteilen. Der neue Bericht hatte im ganzen Land für Schlagzeilen gesorgt.

Frankreich gilt als Vorreiter im Kinderschutz. WLAN ist bereits in Kindergärten verboten und in Grundschulen standardmäßig ausgeschaltet (außer wenn es für einen bestimmten Unterricht zeitlich begrenzt verwendet wird).

---

35 https://www.diagnose-funk.org/publikationen/artikel/detail?newsid=1048
36 https://www.diagnose-funk.org/publikationen/artikel/detail?newsid=327

Die französischen Gesetze zum Mobilfunk verbieten Handys für kleine Kinder und schreiben Kennzeichnung der SAR-Werte vor. Alle Handys müssen mit Freisprechkopfhörern ausgestattet werden.

ANSES forderte auch mehr Forschung, um die gesundheitlichen und psychosozialen Auswirkungen bei Kindern zu beurteilen (schulisches Lernen, Beziehungen in der Familie und dem sozialen Umfeld usw.), die mit der Verwendung von mobilen Kommunikationsmitteln zusammenhängen, insbesondere aufgrund des Suchtphänomens, der Störung des Tag-Nacht-Rhythmus, usw. Die Behörde rät Eltern, »die Handynutzung ihrer Kinder auf ein Minimum zu beschränken, deren Nutzung nachts zu verhindern und die Häufigkeit und Dauer von Anrufen zu verringern«.

Ich muss an den deutschen Philosophen Arthur Schopenhauer denken: Ein jedes Problem durchläuft bis zu seiner Anerkennung drei Stufen:

> In der ersten erscheint es lächerlich,
> in der zweiten wird es bekämpft, und
> in der dritten gilt es als selbstverständlich.

Thank You For Reading!

ENDE

IN LETZTER MINUTE

Die Zeit steht nicht still und kurz vor Abgabe des Buches in den Druck überstürzten sich die Ereignisse, die ich den LeserInnen nicht vorenthalten möchte:

- Die Wissenschaftler wurden vom Gericht in Washington aufgefordert, den aktuellen Stand der Wissenschaft aufzuarbeiten und bis Oktober 2017 einzureichen.
- Per gerichtlicher Anordnung mussten die Wissenschaftler aus Wien, Prof. Mosgöller und Prof. Kundi, sämtlichen Schriftverkehr mit Bezug zum Film »Thank You For Calling« und den Schriftverkehr mit Klaus Scheidsteger aufdecken (!!!).
- Die Anwälte der Kläger erwarten eine Einbestellung der am Prozess beteiligten Wissenschaftler bei den Industrieanwälten für Februar/März 2018. – Das erneute Hearing vor Gericht wird ca. sechs Monate später erwartet, eine neuerliche Anordnung dann im Frühjahr 2019 (ich bleibe dran!).
- In Europa haben kritische Wissenschaftler und Mobilfunk-Experten wie Prof. Dr. Lennart Hardell an der Spitze von 180 Wissenschaftlern aus aller Welt einen »5G-Apell«[37] auf den Weg gebracht. Sie fordern ein Moratorium des Ausbaus und appellieren an Politiker und Gesundheitsbehörden, die Bedenken hunderter Wissenschaftler und die bisherigen alarmierenden Studienergebnisse ernst zu nehmen. Nach ihrer Einschätzung brauchen wir nämlich dringend weniger Strahlung und nicht noch mehr. Sie regen Langzeit-

37 http://kompetenzinitiative.net/KIT/wp-content/uploads/2017/09/Scientist_5G-Appeal_de_sept_2017.pdf

forschungen zu 5G, Forschungsprojekte zu den Wirkungen des Frequenzmixes und zum Zusammenwirken mit anderen Umweltschadstoffen wie Feinstaub und Wohngiften an. (siehe 5G-Apell bei diagnose:funk und Kompetenzinitiative)

- Peter Hensinger liefert extrem wichtige Beiträge zu aktuellen Problemen:
  »Die Digitalisierung steht im Zentrum gegenwärtiger gesellschaftlicher Debatten. Im Jahr 2017 erschienen zwei Studien zu den Folgen der Nutzung digitaler Medien mit Ergebnissen, die bei allen, die mit Heranwachsenden zu tun haben, eine breite Diskussion auslösen müssten. ›Bei etwa der Hälfte der (Grundschul-)Kinder sind die Lernschwierigkeiten so erheblich, dass bei ihnen eine schulische Entwicklungsstörung (Lese-, Rechtschreib- oder Rechenstörung) diagnostiziert wird‹, so die Studie des Bundesbildungsministeriums, gemeinsam durchgeführt von vier pädagogischen Fakultäten (BMBF 2017). Und die BLIKK-Studie 2017 des Bundesgesundheitsministeriums ergab: ›Die Folge (der Nutzung digitaler Medien, d. Verf.) sind Sprachentwicklungs- und Konzentrationsstörungen, körperliche Hyperaktivität, innere Unruhe bis hin zu aggressivem Verhalten. Auch Säuglinge leiden unter Essens- und Einschlafstörungen, wenn die Mutter, während sie das Kind betreut, auch digitale Medien nutzt‹ (ZDF Text, 29.5.2017). Die Ärzte Zeitung kommentiert in ihrem Newsletter diese Ergebnisse so: »Der Fastfood-Seuche für die körperliche Nahrung folgt die Fastfood-Epidemie für die geistige Ernährung« (Springer Medizin, 29.5.2017).
  Aktuelle Studien der Kassen AOK, DAK und Barmer führen massive Anstiege von Burnout, Kopfschmerzen, Schlaf- und Konzentrationsstörungen v. a. bei Kindern und Jugendlichen auch auf die Nutzung digitaler Medien zurück.
  Unbeeindruckt von diesen wissenschaftlichen Erkenntnissen folgt die gesamte herrschende Politik der Leitlinie »Digital first. Bedenken second«, einem Wahlspruch der FDP. Die

Kultusministerkonferenz beschloss die »Digitale Bildungsreform«: Unterricht mit Smartphones und Tablet-PCs über WLAN. Medien, Industrie und Bildungspolitiker schüren die Angst der Eltern, ihre Kinder seien in Schule und Beruf chancenlos, wenn sie nicht schon in der Grundschule Apps programmieren lernen. Das Bündnis für humane Bildung, ein Zusammenschluss von Hochschullehrern und Pädagogen, kritisiert dies als einen Irrweg, der zur Pathologisierung der Gesellschaft führt.

Und schließlich eine neue Schrift der Kompetenzinitiative aus November 2017:

Der Titel der neuen Schrift lautet »Gegen Irrwege der Mobilfunkpolitik – für Fortschritte im Strahlenschutz. Kritische Bilanz nach einem Vierteljahrhundert des Mobilfunks«. Sie setzt die Schriftenreihe »Wirkungen des Mobil- und Kommunikationsfunks« fort und wird von 18 Organisationen aus dem Bereich Verbraucher- und Umweltschutz unterstützt.

Es heißt darin: »*Weltweit warnen immer mehr Wissenschaftler, Ärzte und Organisationen vor dem hohen Risikopotenzial der Strahlenbelastung aus einer wachsenden Zahl von Funktechnologien und halten deutliche Maßnahmen der Vorsorge und Gefahrenabwehr für überfällig. Doch statt auch nur ansatzweise ein Programm dieser Art vorzulegen, glaubt sich die Bundesregierung bisher vielmehr berechtigt, Bevölkerung und Umwelt im Zeichen der ›Digitalen Agenda‹ einer neuen Welle an Strahlenbelastungen auszusetzen. Die Schutzbedürftigsten der Gesellschaft – Kinder und Elektrosensible vor allem – werden von dieser Entwicklung naturgemäß in ganz besonderer Weise gefährdet.*«

Dazu passt die Forderung mehrerer Ärztekammern nach WLAN-Verbot an Kindergärten und Schulen:
https://www.diagnose-funk.org/publikationen/artikel/detail&newsid=1242

Professor Hardell und sein Mitarbeiter Michael Carlberg verfassten eine neue Aufarbeitung der Forschungslage zur Auswirkung der Handynutzung auf die Entstehung von Hirntumoren. Sie kommen zu dem Schluss, dass die Einstufung der Weltgesundheitsorganisation (WHO) von der Gruppe 2B »möglicherweise Krebs erregend« in die Gruppe 1 »Krebs erregend« erfolgen muss. Dies wird im BioInitiative Report Supplement 1 begründet (siehe Download). diagnose:funk hat im Brennpunkt »Handystrahlung und Gehirntumore. Stand der Forschung« (Mai 2017) den Review von Hardell/Carlberg in deutscher Übersetzung veröffentlicht, der dem neuen Report zugrunde liegt:
www.diagnose-funk.org

In der Erklärung von Nikosia fordern die »Zyprische Ärztekammer«, die »Österreichische Ärztekammer«, die »Ärztekammer für Wien« sowie das »Zyprische Nationale Komitee für Umwelt und Kindergesundheit« gemeinsam den Schutz von Kindern und Jugendlichen vor Handystrahlung sowie das Verbot von WLAN an KiTas und Schulen. Die Pressemitteilung, das Positionspapier und die entsprechenden Übersetzungen finden Sie unter Downloads:
www.diagnose-funk.org

Viele wichtige und ständig aktualisierte Informationen rund um den Mobilfunk gibt es auf der von Prof. Dr. Franz Adlkofer betriebenen Webseite: pandora-stiftung.de

In Frankreich wird der Kinofilm Thank You For Calling unter einem neuen Titel erscheinen. Der Vertriebspartner Jupiter Film, Paris hatte den neuen und den alten Titel getestet. Am 18. März wird in Paris eine große Premiere gefeiert für »Ondes de choc« – Schockwellen …
Ständige news rund um den Film gibt es hier: www.ty4c.com

DANKSAGUNG

Dieses Buch konnte nur veröffentlicht werden, weil die federführenden Persönlichkeiten bei der Gesellschaft für Gesundheitsberatung (GGB e. V.) in Lahnstein, Frau Ilse Gutjahr-Jung, ihr Mann Dr. Mathias Jung sowie die Geschäftsführerin Frau Petra Daum, den Mut aufgebracht haben, dies zu tun.

Den Kontakt angeschoben hatte die Gesundheitsberaterin GGB Gudrun Kaufmann zusammen mit ihrem Mann Andreas Kaufmann. Ihrer Hartnäckigkeit ist es zu verdanken, dass ich am 28. Oktober 2017 vor 1100 Menschen in der Stadthalle Lahnstein anlässlich der GGB-Gesundheitstage meinen Film zeigen konnte. In der allgemeinen Begeisterung dieses Events war bereits der Funke übergesprungen. Und dann kam die Frage: »Haben Sie nicht ein Buch?« Jawohl, hatte ich …

Die Standing Ovations dieser Teilnehmer dort schwingen immer noch nach. Herzlichen Dank. Es sind eben jene an sich gesundheitsbewussten Menschen, die sich bis dato mit der Mobilfunkproblematik nicht auseinandergesetzt haben, die ich erreichen will. Denn es wird Zeit, etwas zu ändern!

Während meiner Kinotour mit dem Thank You For Calling-Film in Deutschland und Österreich habe ich viele wunderbare Menschen an meiner Seite gehabt, die unermüdlich für den Film geworben und Sonderveranstaltungen mit mir arrangiert haben. Ich darf hier die Freunde von diagnose:funk, Peter Hensinger, Jörn Gutbier, Uwe Dinger, Klaus Böckner, Trudi Christof, Ekkehard Franzke und Dr. Klaus Scheler, sowie Frank Berner, der auch für den Verein für Elektrosensible München e. V. unermüdlich im Einsatz ist, besonders erwähnen.

Ebenso die Freunde von der Kompetenzinitiative: Prof. Karl Richter, Dr. Peter Ludwig, Dr. Markus Kern und seine Frau

Anke Kern, Frank Herdegen, Bernd Budzinski sowie Hans Stegmann und Lothar Moll.

Die unermüdlichen Helferinnen beim BUND Naturschutz: Helga Krause und Ellen Kruse sowie Theo Schneider. Oder Einzelkämpfer wie Jochen Diefenthaler oder tolle Menschen wie Steffi Zeller oder Marianne Günther.

Ich darf all den Journalisten danken, die sich des Themas in fairer Weise angenommen haben, und denen, die mir bei Kontakten und Recherchen geholfen haben, wie Antje Bultmann und Tina Goebel oder beispielhaft Peter Michael Lingens oder Ralph Schweinfurth. Sowie Konstantin Fritz und dem Team um Michael Stejskal im Wiener Filmladen für eine tolle Pressearbeit.

Und natürlich den Ärzten und Wissenschaftlern, wie Prof. Dr. Wilhelm Mosgöller, Prof. Dr. Michael Kundi, Prof. Dr. Franz Adlkofer, Dr. Wolf Bergmann, Prof Dr. Ygor Belyaev, Dr. George Carlo, Dr. Ortwin Zais und Dr. Johannes Kroll, der mir vor sechs Jahren das Leben gerettet hat. Und meinen neuen Ärztefreunden, Dr. Monika Krout, Dr. Joachim Mutter, Dr. Petra Wiechel und ihr Mann Ulf sowie Dr. Petra Mächler, allesamt wunderbare KämpferInnen für einen Wandel in der Medizin.

Und natürlich family und friends: Claudia und Hilde, Joanna, Niklas und Lili, Julia und Marina, Harry, Gerd, Tobi, Laurence, Jean-Paul und Jean-Francois, Birgit und Markus, Chris und Natalie, Sabine und Manfred, Ingrid, Pippa und Petrus.

Ich bin mir sicher, eines Tages werden wir erleben, dass die Liebe zum Menschen schwerer wiegt als die Gier nach immer mehr Profit.

GLOSSAR

Mobilfunkindustrie

Eine der am stärksten wachsenden Industriezweige der letzten beiden Jahrzehnte. 1993 gab es 34 Millionen Handy-Verträge weltweit. 2013 waren es bereits 6,8 Milliarden Verträge. In der westlichen Welt sind es mittlerweile mehr Verträge als Einwohner. Die Industrie macht heute, nicht zuletzt durch die Verknüpfung der modernen Smartphones mit dem Internet, weltweit rund 17 Billionen Dollar Umsatz pro Jahr. Die Mobilfunkindustrie als Wirtschaftsfaktor ist heute in den USA größer als die gesamte Landwirtschaft, Flugverkehrswirtschaft, oder die Automobilindustrie und kommt bereits an die Öl- und Gasindustrie sowie die Computerindustrie heran.

SAR-Wert

Wenn Strahlungsenergie auf den Körper trifft, wird sie vom Gewebe absorbiert, was eine Erwärmung des Gewebes bewirkt. Der »Spezifische Absorptionswert«, kurz SAR, misst diese Strahlungsbelastung in Watt pro Kilo. Die WHO empfiehlt bei Mobiltelefonie Geräte mit einem SAR-Wert von maximal 2 Watt/Kilo oder darunter. Um den ausgeschriebenen SAR-Wert der Geräte zu erreichen, muss allerdings laut Hersteller stets ein Abstand der Strahlungsquelle zum Körper eingehalten werden. Dieser variiert von 0,5 bis 2,5 cm, je nach Hersteller. In der Praxis lassen sich jedoch bei vielen Geräten Werte von weit über 2 Watt/Kilo messen (siehe Personenregister > Pasi Niemi).

EMF-Projekt

Für Mobilfunk zuständiges Forschungsprojekt der Radiation and Envirionmental Health Unit der WHO. EMF ist die Abkürzung für Electromagnetic Fields.

CTIA – »The Wireless Association«

Verband der Kommunikationsindustrie, der alle großen Player der Branche vereint, mit Sitz in Washington DC. Die Hauptaufgabe des CTIA ist Lobbying. Als vor einigen Jahren zu den traditionellen Anbietern wie Motorola oder T-Mobile auch die Giganten der drahtlosen Kommunikation hinzukamen, wie Apple, Sony, Microsoft und Google, wurde der ursprünglichen Abkürzung für »Cellular Telephone Industries Association« die Bezeichnung »The Wireless Association« hinzugefügt.

»War Game Memo«

Ein Strategiedokument, das 1994 von der amerikanischen Lobbying-Agentur Burson Marsteller im Auftrag von Motorola ausgearbeitet wurde, nachdem erste Studien mögliche Gesundheitsrisiken fanden. Die Bezeichnung »War Game Memo« stammt von Insidern. Darin werden Empfehlungen für den Umgang mit möglicherweise geschäftsschädigender Wissenschaft zum Thema Handystrahlung gegeben. Die wesentlichen Eckpfeiler der Strategie: 1) die Qualität der Studien anzuzweifeln und die Wissenschaftler in diesem Sinne zu diskreditieren, 2) die Reproduzierbarkeit jeder nicht gefälligen Studie einzufordern und möglichst selbst zu kontrollieren, 3) generell eigene Studien zu finanzieren und somit zu kontrollieren, 4) Verbraucher über die Medien zu beruhigen und generell jedes Gesundheitsrisiko abzustreiten.

WHO

»World Health Organisation« – Weltgesundheitsorganisation der Vereinten Nationen mit Sitz in Genf seit 1948. Grundsatz: Gesundheit ist ein Menschenrecht. Jeder hat ein Recht auf den höchstmöglichen Gesundheitszustand.

WTR

Das Forschungsinstitut »Wireless Technology Research«, gegründet von Dr. George Carlo und finanziert über einen Forschungsauftrag des CTIA über 25 Mio. Dollar, zur Erforschung der »Unbedenklichkeit von Handystrahlung«.

DNA-Strangbrüche

Schäden an den DNA-Strängen, die in erster Linie durch ionisierende Strahlung (z. B. auch Röntgenstrahlung oder Gammastrahlung) entstehen. Sie gelten als eine Vorstufe zu Krebs. Forscher aus aller Welt finden zunehmend DNA-Strangbrüche auch bei Handystrahlung.

Reflexstudie Wien

Die Studie wurde von der EU im Rahmen des Quality of Life and Management of Living Resources-Projekts gefördert und von Prof. Dr. Adlkofer und Prof. Dr. Rüdiger u. a. an der Medizinischen Universität Wien durchgeführt. Sie konnte Genschädigung durch hochfrequente elektromagnetische Felder beweisen, wie sie im Mobilfunk eingesetzt werden. Es zeigte sich außerdem, dass diese bereits weit unterhalb der gesetzlich vorgeschriebenen SAR-Grenzwerte von 2 W/kg stattfinden kann und somit, dass der SAR-Wert nicht zum Schutz der Verbraucher geeignet ist. Eine Folgestudie wurde nicht genehmigt.

Wiener Skandal

Zwei Artikel in der deutschen Zeitschrift Spiegel behaupteten 2008 einen »Fälschungsskandal« im Zusammenhang mit der Wiener Reflexstudie. Dem Forscher Professor Rüdiger wurde darin eine Affäre mit einer Laborantin unterstellt, die für ihn Daten manipuliert haben soll. Die Vorwürfe stellten sich als haltlos heraus.

IARC

»International Agency for Research on Cancer« – Krebsforschungs-Department der WHO in Lyon, das für die Sammlung, Sichtung und Bewertung aller Forschung auf dem Gebiet zuständig ist. Die IARC stuft die elektromagnetische Strahlung von

Handys mit der Kategorie 2B ein, die »möglicherweise krebserregend« bedeutet.

FOMO

Ein wachsendes Phänomen des Mobilfunkzeitalters, die Abkürzung steht für »Fear of Missing Out«. Es bezeichnet die Stressgefühle, die es auslösen kann, mit dem Handy ständig auf dem aktuellsten Stand zu sein, keine Anrufe zu verpassen, auf Nachrichten zu antworten und Soziale Medien zu verfolgen. Der durchschnittliche Handynutzer von heute schaut laut einer britischen Studie 285 mal pro Tag auf sein Handy.

Krebs

Krebs ist eine ganze Gruppe von Krankheiten, die abnormes unkontrolliertes Zellwachstum gemeinsam haben. In einem gesunden Körper werden Zellen durch einen natürlichen Kreislauf aus Wachstum und Tod regelmäßig ersetzt. Schäden oder Änderungen im Erbgut von Zellen, die durch äußere oder innere Faktoren ausgelöst werden können, sorgen manchmal dafür, dass Zellen nicht sterben. Sie vermehren sich daher so lange, bis eine Ansammlung von Zellen erreicht ist, die zu einem Tumor werden kann. Die meisten krebsbedingten Todesfälle sind auf Metastasen zurückzuführen, die entstehen, wenn sich die wuchernden Krebszellen über den Blutkreislauf verbreiten und in anderen Teilen des Körpers festsetzen. Krebs ist heute die Haupttodesursache für Menschen unter 85 Jahren.

PERSONENREGISTER

Dr. George Carlo

Jurist (George Washington University) und Zell- und Molekularbiologe (State University of New York at Buffalo). Unterrichtete an der Universität Arkansas und auf der State University of New York at Buffalo. Er lebt heute in Washington D. C. Dr. Carlo leitete das Institut WTR, das ein Forschungsprojekt über 6 Jahre zur Unbedenklichkeit der Handystrahlung durchführte. Es wurde mit 25 Millionen Dollar vom CTIA finanziert. Die Studie zeigte schließlich, dass durch Handystrahlung hervorgerufene Genschäden eine Vorstufe zu Krebs sein können und daher ein erhöhtes Risiko für Gehirntumoren darstellen. Laut Dr. Carlo wurde ihm vom CTIA untersagt, mit diesen Ergebnissen an die Öffentlichkeit zu gehen. Als er sich dennoch öffentlich äußerte, beendete eine Negativkampagne seine wissenschaftliche Karriere. Sein Haus wurde niedergebrannt, es besteht der Verdacht auf Brandstiftung.

Heute berät Dr. Carlo die Kanzlei Morganroth & Morganroth bei der Sammelklage gegen die Mobilfunkindustrie. Auf diesem Weg versucht er, nicht nur seine eigene wissenschaftliche Arbeit zu rehabilitieren, sondern auch anderen Wissenschaftlern, die auf diesem Gebiet forschen, Gehör zu verschaffen. Dr. Carlo zum Stand der Strahlungsforschung im Zusammenhang mit Mobilfunk: »Es gibt Studien, die Probleme oder mögliche Probleme zeigen und es gibt Studien, die nicht beweiskräftig sind. Die Industrie manipuliert die Wissenschaft und vermittelt der Öffentlichkeit, dass diese Studien die Sicherheit von Handys beweisen. Das ist wissenschaftlicher Betrug!«

Dr. Michael Repacholi

Ehemaliger Projektleiter Mobilfunk des EMF-Projekt der WHO in Genf. Studierte Physik und Strahlenbiologie in Australien, London und Kanada. Als Mobilfunkforscher in Australien experimentierte Dr. Repacholi mit genetisch modifizierten Mäusen, die Mobilfunkstrahlung ausgesetzt waren. 1997 veröffentlichte Ergebnisse zeigten einen Anstieg von Lymphdrüsenkrebs bei den Mäusen.

Später wurde Dr. Repacholi als »Projektleiter Mobilfunk« für das EMF-Projekt der WHO berufen. Im Zuge dieser Tätigkeit bewertete er seine eigenen Erkenntnisse neu: »Ausgehend von allen Beweisen, die wir heute haben – und wir haben eine große Anzahl an Studien gesammelt –, haben wir keine Anzeichen dafür gefunden, dass Mobiltelefonie nicht sicher ist.«

Die Budgets zur Forschung kommen laut Selbstauskunft von nationalen Regierungen, Berufsverbänden und der Industrie. Der Gelder der Industrie werden jedoch in einen eigenen Topf über eine Partnerorganisation eingezahlt, bevor sie zur WHO gelangen, um Beeinflussung auszuschließen.

Der New Yorker Fachjournalist Louis Slesin deckte als Herausgeber der »Microwave News« auf, dass Dr. Repacholi 150 000 Dollar pro Jahr direkt von der Mobilfunkindustrie bezogen hat, plus Spesen und Reisekosten. Dr. Repacholi ging 2006 in den WHO-Ruhestand und arbeitet heute offiziell als Industrieberater.

Mayer Morganroth und Jeffrey B. Morganroth

Mayer (»Mike«) Morganroth gründete die Anwaltskanzlei Morganroth & Morganroth, Birmingham, Michigan, 1995 und führt sie heute mit seinem Sohn Jeffrey und Tochter Cherie. Sie führen die Klagen der Kanzlei gegen die Mobilfunkindustrie. »Vorsätzliche Täuschung« ist ein wesentlicher Punkt der Anklage, es geht um 150 Millionen Dollar pro Klagefall.

Die Kanzlei selbst muss dabei, dem amerikanischen Justizsystem entsprechend, viele Millionen Dollar in die Klagen investieren. Im europäischen Rechtssystem muss der Verlierer alle Gebühren tragen, »in den USA muss man über genügend Kapital verfügen, um fähig zu sein, einen Fall bis zum Ende durchzustehen«.

Prof. Dr. Franz Adlkofer

Mediziner, Wissenschaftler und Hochschullehrer in Berlin und München. Geschäftsführer der Stiftung für Verhalten und Umwelt, »Pandora«.

Autor der Reflexstudie Wien > siehe Glossar.

Prof. Om Gandhi

Universität Utah

Er zeigte erstmals die Einwirkung der Handystrahlung mittels Computertomografie. Er stellte dabei fest, dass die Strahlung bei Kindern tiefer dringt, weil sie weichere Schädelknochen, weichere Ohrmuscheln und dünnere Kopfhaut haben. Je jünger die Kinder, desto stärker ist die Strahlungseinwirkung.

Prof. Dr. Hugo Rüdiger

Mediziner und Wissenschaftler (jetzt im Ruhestand), MedUni Wien. Leitete die Klinische Abteilung für Arbeitsmedizin an der Universitätsklinik des AKH Wien.

Autor der Reflexstudie Wien > siehe Glossar.

Tina Goebel

Journalistin bei Profil, Wien, heute für den Fernsehsender Puls 4 tätig. Ihr Artikel »Strahlenschmutz« für das Wochenmagazin Profil entlarvte die Verleumdungskampagne gegen Professor Rüdiger und die Reflex-Studie. Göbel fasst ihre Recherche so zusammen: »Hier wird versucht, eine Forschung im Keim zu ersticken. Es ist wie ein heißes Eisen, weil die Forscher wissen, dass sie nicht nur wissenschaftlich, sondern auch persönlich zerstört werden, wenn sie etwas finden.«

Prof. Dr. Wilhelm Mosgöller

Mediziner für Zellbiologie, MedUni Wien. Dr. Mosgöller forscht im Labor der MedUni Wien zu Zellreaktionen unter Einfluss von elektromagnetischer Strahlung. Er kam zu ähnlichen Ergebnissen wie die Reflex-Studie: »Es gibt so viele Mechanismen, die zu Krebs führen, wie es Krebsvarianten gibt. Was wir aber sehen, sind Strangbrüche, und wir wissen, dass diese ein Risiko für die Zelle darstellen. Was uns noch fehlt, ist der Nachweis, dass spezifische Gene davon betroffen sind, sogenannte Onkogene oder Krebsschutzgene. Aber wenn man sich den Mechanismus ansieht, ist es nur eine Frage der Zeit, bis auch solche Gene betroffen sind.«

Da seine Forschung von der Allgemeinen Unfallversicherung AUVA unterstützt wird, ist es Dr. Mosgöller möglich, relativ frei zu forschen. Auch er wurde als Experte zum Hearing für die Sammelklage in Washington D. C. geladen.

Prof. Dr. Michael Kundi

Studierte Psychologie, Medizin und Mathematik. Lehrbeauftragter der MedUni Wien. Forschungstätigkeit auf vielen Gebieten der epidemiologischen, toxikologischen und psychophysiologischen Analyse von Umwelt- und Arbeitsplatzfaktoren, darunter elektromagnetische Strahlung. Seit 2004 Leiter des Instituts für Umwelthygiene, MedUni Wien. Im Rahmen einer Risikostudie wurde dutzenden Probanden Speichelproben entnommen, vor und nach einer Aussetzung von Handybestrahlung im Labor. Die Proben sollen Erkenntnisse über Veränderungen des genetischen Abdrucks bringen.

Auch Dr. Kundi wurde als Experte zum Hearing für die Sammelklage in Washington D.C. berufen. Dr. Kundi: »Es ist wahrscheinlicher als nicht, dass durch Mobiltelefonie Gehirntumoren hervorgerufen werden.«

Prof. Dr. Ygor Belyaev

Wissenschaftler, Krebsforschungsinstitut der Universität Bratislava. Strahlungsexperte, der früher im Auftrag der russischen Regierung forschte und später an die Stockholmer Universität wechselte. Wegen seiner kritischen Haltung war er dort bald nicht mehr erwünscht und musste nach Bratislava wechseln. »Wir wissen bereits, dass Effekte unter bestimmten Expositionsbedingungen existieren, und wir wissen, dass sie in manchen Fällen schädlich sind. Daher sollte es nicht mehr eine Aufgabe von lokalen Wissenschaftlerteams sein, Lösungen zu finden, sondern eine multinationale Aufgabe sein. Was sind die Mechanismen? Was sind die Folgen? Und wie können wir sie vermeiden?«

Auch er wurde als Experte zum Hearing für die Sammelklage in Washington D.C. geladen.

Prof. Dr. Dimitris Panagopoulos

Wissenschaftler, Uni Athen. Er forscht in den letzten Jahren ausschließlich und intensiv zur Mobilfunkstrahlung. Auch er ist in Washington D.C. als Experte vorgeladen. Dr. Panagopoulos experimentiert mit Fruchtfliegen, deren Zellstruktur mit der des Menschen identisch ist, während die Tiere eine Lebensspanne von nur einem Monat haben, in dem sie alle relevanten Stadien durchlaufen. Dabei hat er genetisch relevante Zellveränderungen gefunden: »Wir können eindeutig einen Zelltod feststellen. Eine neue Erkenntnis war, dass es Schäden in allen Entwicklungsstadien von frühen und mittleren Genen gibt.« Laut eigener Auskunft wurde er gemobbt, weil er kritische Arbeiten veröffentlichte. Er wurde als Experte zum Hearing für die Sammelklage in Washington D.C. geladen.

Dr. Kurt Straif

Direktor der IARC für die WHO in Lyon, Frankreich. »Es sind vor allem die obersten 10 Prozent der regelmäßigen Handynutzer, die »Heavy User«, die ein erhöhtes Risiko haben, an einer bestimmten Art von Gehirntumor, einem Gliom, zu erkranken. Aber zur Zeit der Interphone-Studie in den 2000er Jahren sind wir davon ausgegangen, dass die obersten 10 Prozent durchschnittlich 30 Minuten pro Tag telefonieren. Heutzutage wären das eher die untersten 10 Prozent.«

Pasi Niemi
Software-Entwickler, Oulu (Finnland.) Er hat eine Software entwickelt, die den SAR-Wert permanent messen kann. Sie zeigte, dass unsere Handys nur im Labor den empfohlenen Grenzwerten bzw. den von den Herstellern angegebenen Werten entsprechen und unter realen Nutzungsbedingungen oft weit über der gesetzlichen Norm liegen. Er hat eine App entwickelt, die die Strahlenintensität drosseln kann und derzeit in einer Studie überprüft wird.

Michael Murray
Einer der Kläger gegen die Mobilfunkindustrie. Er war Techniker bei Motorola und hatte aufgrund seiner Arbeit ständig ein Handy am linken Ohr, die er oft stundenlang bei maximaler Signalstärke und zusätzlichem Signalverstärker testete. Er verstarb mittlerweile an einem Gehirntumor, seine Witwe übernimmt die Klage automatisch.

Dino Schofield
Kläger und Gehirntumorpatient, dem ein Tumor von der Größe eines Baseballs entfernt wurde. Er war Vieltelefonierer. Der Tumor entstand an der Seite des Kopfes, wo er sein Handy hielt. Musste seine hoffnungsvolle Schauspieler-Karriere in Hollywood aufgrund der Erkrankung aufgeben.

Ein Verlag, ein Haus, eine Philosophie.

Millionen Bundesbürger kennen den kämpferischen Ganzheitsarzt Dr. Max Otto Bruker (1909–2001) aus dem Fernsehen, aus Vorträgen, durch den „Mundfunk" überzeugter Patienten. Vor allem lesen sie aber die rund 30 Bücher des schwäbischen Humanisten und Seelenarztes. Mit einer Gesamtauflage von mehreren Millionen Exemplaren ist Max Otto Bruker der wohl bedeutendste medizinische Erfolgsautor im deutschsprachigen Raum. Der – in der Nachfolge des Schweizer Reformarztes Bircher-Benner scherzhaft „Deutschlands Vollwertpapst" genannte – Massenaufklärer, langjährige Klinikchef und Ernährungsspezialist lehrt zwei fundamentale Erkenntnisse Patienten wie Gesunden: Der Mensch wird krank, weil er sich falsch ernährt. Der Mensch wird krank, weil er falsch lebt.

Hinter den Erfolgstiteln des emu-Verlages steht ein bedeutender Forscher und Arzt, eine Bewegung, ein Haus und tausende Schülerinnen und Schüler. 1994 wurde das „Dr.-Max-Otto-Bruker-Haus", das Zentrum für Gesundheit und ganzheitliche Lebensweise, auf der Lahnhöhe in Lahnstein bei Koblenz bezogen. Es stellt die äußere Krönung des Brukerschen Lebenswerkes dar: Der lichte Bau mit seinem Grasdach, den Sonnenkollektoren, seinen Seminarräumen, dem Foyer mit der Glaskuppel, dem wunderschönen Brukergarten mit Kneippanlage, Raum der Stille, Naturwald und Lehrpfad sind als Treffpunkt für all jene konzipiert, denen körperliche und seelische Gesundheit, ökologische und spirituelle Harmonie Herzensbedürfnis und Sehnsucht sind.

Hinter dem eleganten Halbmondkorpus mit dem markanten Grasdach verbirgt sich eine Begegnungsstätte für Gesundheitsbewusste, Seminarteilnehmer, Trost-, Ruhe- und Anregungsbedürftige.

Feste Termine:

Jeden Montag, 19.00 Uhr: Gesprächskreis Lebenskrisen mit Hassan El Khomri, Dipl.-Psych./Psychologischer Psychotherapeut
Jeden Dienstag, 18.30 Uhr: Vortrag Dr. phil. Mathias Jung (Lebenshilfe und Philosophie)

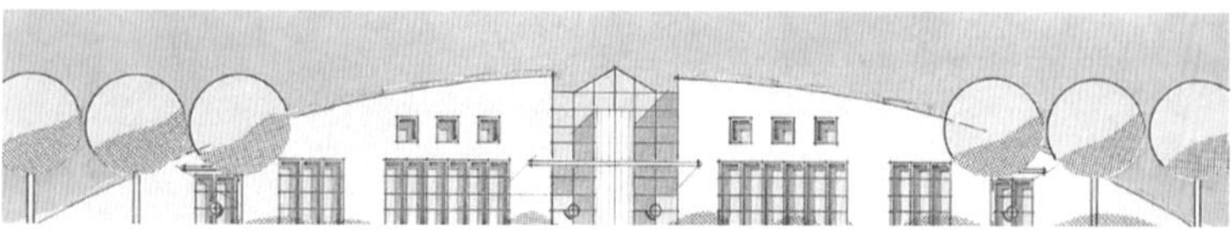

Das Dr.-Max-Otto-Bruker-Haus

Jeden Mittwoch, 10.30 Uhr: Fragestunde mit Dr. med. Jürgen Birmanns (Ärztlicher Rat aus ganzheitlicher Sicht)

Ausbildung Gesundheitsberater/in GGB
Lebensberatung/Frauen-, Männer- und Paargruppen

Die vitalstoffreiche Vollwertkost hat ihre Verbreitung, auch im klinischen Bereich, durch die unermüdliche Information und praktische Durchführung von Dr. M. O. Bruker gefunden. Um die Erkenntnisse gesunder Lebensführung und die durch falsche Ernährung provozierte Krankheitslawine ins öffentliche Bewusstsein zu rücken, bildet die von ihm 1978 gegründete „Gesellschaft für Gesundheitsberatung GGB e. V." ärztlich geprüfte Gesundheitsberaterinnen und Gesundheitsberater GGB aus. Über 5000 Frauen und Männer haben bislang die berufsbegleitende Ausbildung bestanden und wirken in Volkshochschulen, Bioläden, Lehrküchen, Krankenhäusern, ärztlichen Praxen, Krankenversicherungen und ähnlichen Bereichen.

Auf der Lahnhöhe erhalten Sie durch das GGB-Expertenteam nicht nur eine sorgfältige Grundlagenausbildung über die vitalstoffreiche Vollwerternährung und den Krankmacher der „entnatürlichten" (denaturierten) Zivilisationsernährung (raffinierter Fabrikzucker, Auszugsmehle, fabrikatorische Öle und Fette, tierisches Eiweiß usw.), sondern gewinnen auch Einblick in die leibseelischen Zusammenhänge der Krankheiten.

Anfragen zur Gesundheitsberater-Ausbildung wie zu den Selbsterfahrungsgruppen, Lebensberatung, Paartherapie und Psychotherapie bei Dr. Mathias Jung und Psychologischer Psychotherapeut Hassan El Khomri, zu weiteren Tages- und Wochenendseminaren sowie Einzelberatung sind zu richten an die

Gesellschaft für Gesundheitsberatung GGB e.V.,
Dr.-Max-Otto-Bruker-Str. 3,
56112 Lahnstein
(Tel.: 02621/91 7014, 91 7010, 91 7017, 91 7018,
Fax: 02621/91 7033).
E-Mail: seminare@ggb-lahnstein.de
Internet: www.ggb-lahnstein.de

Fordern Sie ebenfalls ein kostenloses Probe-Exemplar der Zeitschrift „Der Gesundheitsberater" an.